A

M. FR. DUBOIS

(D'AMIENS),

Secrétaire perpétuel de l'Académie de Médecine,

Agrégé libre

de la Faculté de Médecine, etc., etc.

———

A mon Beau-Père,

J.-F. DELATTRE.

DES
INJECTIONS

FAITES PAR LES VEINES

DANS LE TRAITEMENT

DU CHOLÉRA ÉPIDÉMIQUE,

PAR

LE Dr A. DUCHAUSSOY,

Ancien Interne des hôpitaux de Rouen et de Paris,
Membre de la Société anatomique,
Membre Correspondant de la Société de Médecine de Rouen.

PARIS,

CHEZ J. HAMEL, LIBRAIRE,

RUE RACINE, 10.

—

1855

INJECTIONS

INTRODUCTION.

***

Dans la thèse que j'ai soutenue pour ma réception au doctorat (1) j'ai présenté les considérations suivantes : « avant d'accuser la matière médicale d'impuissance, dans les cas de choléra grave, il paraît raisonnable de se demander tout d'abord si les mille médicaments qu'on a dirigés contre le mal ont réellement pu l'atteindre. Les médicaments ne sont que des modificateurs de l'organisme ; pour qu'ils puissent produire les modifications qu'on attend d'eux, il est nécessaire, au moins pour la plupart d'entre eux, qu'ils soient transportés dans toute l'économie par les voies de l'absorption ; or, ces voies sont-elles praticables à toutes les périodes du choléra ? S'il est démontré que les voies ordinaires de l'introduction dans l'économie des substances médicamenteuses

(1) Essai pratique sur l'absorption des médicaments dans le choléra, 30 août 1854.

ne permettent plus d'atteindre le but, au moins à certaines périodes du choléra, existe-t-il une voie inusitée qui puisse faire sûrement atteindre au médicament sa destination première? Et si cette voie existe, quel est le médicament qui, introduit de la sorte dans nos tissus, remplit le mieux la seconde destination, c'est-à-dire la guérison du choléra? »

Puis j'ai exposé une série d'expériences qui m'ont paru constituer une base solide à sept propositions :

1° Dans *l'algidité*, les cholériques ont perdu la faculté d'absorber les médicaments qu'on leur administre soit par l'estomac, soit par le rectum, soit par la vessie, soit par la peau, soit par le tissu cellulaire sous-cutané.

2° Cette perte de la faculté d'absorber cesse dans les cas de *moyenne gravité*, à l'époque où une réaction bien franche s'établit ; mais dans les cas *très graves* elle persiste encore quelque temps après qu'une réaction salutaire s'est prononcée, sans qu'on puisse rattacher, d'une manière précise, le rétablissement de cette fonction à la cessation des évacuations morbides, ou même à la réapparition de l'urine, bien qu'en général cette coïncidence soit exacte.

3° Malgré le retour de la chaleur et du pouls, si le *coma* survient, l'absorption ne se fait pas mieux que pendant l'algidité ; il en est de même dans la *cyanose intense* et dans la période terminale dite *d'asphyxie*.

4° Si, dans quelques cas, l'absorption n'est pas absolument nulle, elle est au moins tellement faible qu'on ne saurait compter sur elle pour obtenir un résultat thérapeutique. Il se peut néanmoins que de rares exceptions se présentent, et qu'un médicament donné dans ces circonstances soit absorbé ; on comprend en effet que les obstacles qui s'opposent à l'absorption puissent se trouver accidentellement levés.

5° Par conséquent, tout médicament actif porté pendant ces périodes dans les voies précitées est pour le moins *inutile* : il y a plus, il peut être *nuisible*; car si le médecin, confiant dans une prétendue tolérance, élève considérablement les doses des médicaments toxiques, et que ceux-ci ne soient pas expulsés par les selles ou par les vomissements, il pourra se faire qu'au moment où les organes retrouveront leurs propriétés, l'absorption ait lieu d'une manière assez rapide pour produire l'empoisonnement.

6° Les médecins ne sont nullement fondés à attribuer les guérisons qu'ils ont observées à l'action des substances qu'ils ont employées dans ces périodes, et ils le sont moins encore, s'il se peut, à vouloir établir la prééminence de leurs médications ; car, en réalité, le malade a guéri par les bénéfices de la nature, aidés de bonnes conditions hygiéniques, et nullement par l'action d'un médicament qui n'a pas été absorbé.

7° Si l'on veut faire pénétrer une substance active au sein des organes d'un cholérique dans ces périodes, il faut s'adresser directement au système veineux par la méthode des injections.

Jusqu'ici il ne s'est produit contre ces propositions aucune objection qui s'appuyât sur des expériences directes, instituées dans le but d'en contrôler l'exactitude, c'est-à-dire qu'aucun travail semblable au mien ne lui a été opposé. Néanmoins j'ai dû répondre à quelques critiques, dans un article que les principaux journaux de médecine ont bien voulu reproduire (1), et qui se terminait ainsi : « Voici enfin une dernière réponse qui, si je ne m'abuse, englobe toutes les objections, fortes ou faibles, qu'on a pu adresser à ma thèse. Il y avait un moyen fort simple de savoir si, comme le prétendent mes honorables contradicteurs, les médicaments administrés aux cholériques algides ne donnaient pas les signes physiologiques de leur absorption, parce que l'état morbide s'opposait à leur manifestation, tout en permettant l'absorption des médicaments, ou bien si, comme j'en ai la profonde conviction, l'absence de ces signes

______

(1) Voir le *Moniteur des Hôpitaux* du 14 octobre 1854, ou la *Gazette hebdomadaire*, ou l'*Union médicale* du 19 octobre; voir aussi dans la *Gazette des hôpitaux* du 28 octobre 1854 un autre article en réponse aux objections de M. Thomas sur l'absorption cutanée dans la période algide du choléra.

tenait à la perte de la propriété d'absorber. Pour cela, il suffisait de remplacer l'absorption, que je supposais anéantie, par une opération qui pût, comme elle, porter le médicament dans la trame de nos tissus, et de s'en référer à ce simple raisonnement : si c'est bien par le fait de l'état morbide que les signes physiologiques ne paraissent pas, ils ne se reproduiront pas davantage après cette opération; si au contraire ils ne se sont pas montrés par le fait de la perte de l'absorption, ils devront se manifester aussitôt que j'aurai suppléé à cette faculté, en produisant artificiellement ses résultats. Eh bien ! la réponse a été précise, et je l'avais fait pressentir dans ma thèse, en racontant une injection de belladone dans les veines ; *trois minutes après, les pupilles étaient complétement dilatées!* J'ai répété depuis ces injections avec d'autres substances et le résultat, sauf quelques légères variations, a été le même. Donc, dans les observations que contient ma thèse, c'est le défaut d'absorption qui a empêché la production des signes physiologiques. »

Beaucoup d'hommes éminents dans la science sont aujourd'hui parfaitement convaincus que l'absorption des médicaments ne se fait plus dans la période extrême du choléra, ou, du moins, qu'elle n'est plus assez active pour produire un résultat thérapeutique. Aussi, encouragé par l'assentiment qu'a obtenu mon premier travail, j'étais bien résolu à ne pas laisser échapper les tristes occasions qui se présenteraient de mettre plus en lumière encore cette importante vérité, et surtout à poursuivre la voie dans laquelle elle entraîne irrésistiblement, c'est-à-dire à rechercher les résultats thérapeutiques d'injections médicamenteuses variées. J'aurais mis d'ailleurs une ardeur d'autant plus grande à cette recherche, que les nombreux remèdes qui ont continué à grossir les correspondances académiques ne paraissent pas moins illusoires que leurs devanciers. Mais heureusement le cruel fléau semble s'être éloigné de nous, et le petit nombre des coups qu'il a frappés en se retirant ont paru assez peu graves à l'hôpital Necker, pour qu'on pût espérer leur guérison par les méthodes ordinaires de traitement.

Cette heureuse circonstance ne m'a donc pas permis de donner à ma pensée tout le développement dont je la crois susceptible, et loin d'avoir commencé la recherche du meilleur médicament injecté par les veines, je n'ai pu que faire juste assez d'expériences pour démontrer que les médicaments introduits de la sorte dans nos organes *ont seuls des effets immédiats utiles dans les cas graves de choléra*. Néanmoins, si peu nombreuses qu'elles soient, ces expériences me paraissent porter avec elles de féconds enseignements. D'ailleurs, plus j'y réfléchis, plus il me paraît impossible d'échapper à la logique du fait de la perte d'absorption ; et si l'art reste impuissant à rétablir cette faculté, comme cela paraît fort à craindre, il se trouve fatalement entraîné à la remplacer par l'introduction directe des agents médicamenteux dans les voies circulatoires. Les injections renferment donc tout l'avenir de la thérapeutique du choléra, et quelque imparfaite que soit l'ébauche que je présente aujourd'hui, j'ai foi au développement des précieux germes qu'elle renferme.

Déjà, en 1832, on a fait des injections veineuses dans le but de rendre au sang des éléments et des propriétés dont on le croyait dépouillé par le choléra ; les rapides effets de ces injections ont frappé d'étonnement toute la presse médicale, et fait naître un instant les plus belles espérances ; puis à la joie prématurée du triomphe a succédé le découragement, et l'on n'a plus osé que de rares essais qui sont restés insuffisants pour mettre l'utilité de la méthode hors de contestation, tout en l'empêchant de tomber dans un complet discrédit.

Serait-ce faire chose utile que de retracer ici l'histoire succincte de ces tentatives? Je l'ai pensé, me figurant qu'un travail qui permettrait de jeter un coup d'œil d'ensemble sur le passé de cette méthode ferait peut-être surgir dans l'esprit de quelques lecteurs des idées fécondes pour son avenir.

Pour atteindre ce but, je n'ai pas cru qu'il fût indispensable de présenter la relation complète de toutes les injections que la science a enregistrées ; cette aride compilation n'eût pas manqué de fatiguer l'attention du lecteur; j'ai donc fait un choix des faits vraiment dignes d'être reproduits; mais, en agissant ainsi, je me suis bien gardé de me laisser entraîner par l'intérêt de la cause que je défends; je puis affirmer que j'ai mis autant de scrupule à présenter dans toute leur force les observations qui peuvent fournir des arguments contre les injections, que de zèle à rechercher celles qui plaident en leur faveur. Presque toujours j'ai reproduit le texte des auteurs originaux, et en agissant ainsi j'espère avoir esquissé l'histoire des injections en traits rapides mais vrais, et qui laisseront dans l'esprit du lecteur les éléments d'une appréciation impartiale.

DES INJECTIONS

FAITES PAR LES VEINES

DANS LE TRAITEMENT

DU

CHOLÉRA ÉPIDÉMIQUE.

PREMIÈRE PARTIE.

DES INJECTIONS VEINEUSES, PRATIQUÉES
DANS LE BUT DE MODIFIER L'ÉTAT DE LA CIRCULATION DU SANG
CHEZ LES CHOLÉRIQUES.

CHAPITRE PREMIER.

Injection d'eau pure, d'eau additionnée d'acide acétique, de sérum artificiel, de sérum humain.

Si je devais m'astreindre à suivre pas à pas l'ordre chronologique des faits, j'éprouverais peut-être quelque embarras à écrire la première ligne de cette histoire des injections; en effet, trois nations se disputent la priorité de cette opération dans le traitement du choléra : Français, Anglais et Russes se trouvent encore ici en présence. Heureusement la discussion à laquelle on pourrait se livrer à propos de ce point d'histoire importe peu à mon sujet, et dans beaucoup de circonstances je pourrai rapprocher des faits de dates différentes pour les grouper autour d'un certain nombre d'idées qui leur ont servi de points de départ. Je ferai seulement remarquer que les Russes ont été frappés les premiers par la cruelle épidémie qui débordait de l'Asie sur l'Europe, et que les documents que contient une série de mémoires publiés en 1832 par des médecins de Moscou portent à penser qu'ils ont les premiers tenté les injections veineuses. Ces mémoires (1), dont l'ensemble constitue un des travaux les plus considérables sur la première épidémie, contiennent des faits bien curieux et des idées d'une grande portée ; ils paraissent l'œuvre d'observateurs aussi judicieux qu'attentifs.

L'un d'eux, M. Hermann, s'exprime ainsi à la page 33 de ses analyses chimiques : « Le calcul ci-dessus, d'après lequel la masse du sang d'un individu donna soixante pour cent de coagulum, après avoir perdu 8 livres de son eau, jette un grand jour sur ce que nous venons de dire ; et il est probable que l'on ne conseillerait pas à un homme dont la masse du sang aurait diminué de 8 livres de s'en faire tirer encore......... Le fait énoncé ci-dessus conduit à penser que, dans les cas désespérés, les injections sont la seule chose qu'on puisse tenter encore avec quelque chance de succès. Que l'on fasse seulement attention à l'état d'un homme qui a perdu 8 livres de sérum du sang pendant le choléra ; ce malade peu

<hr>

(1) Recueils de faits observés sur le choléra-morbus par les docteurs Hermann, Markus, Jänichen, etc., Moscou 1832 ; on y voit, page 105, que le docteur Jänichen a recommandé les injections d'eau dans les veines des cholériques, en septembre 1830.

avant sa mort manquait de ces 8 livres d'eau, et les 22 livres de sang qui restaient étaient épaissies ; l'activité du cœur doit, dans une situation semblable, diminuer d'une façon extraordinaire ; l'irritation que toute la masse du sang opère sur lui doit avec une semblable diminution se trouver très affaiblie. *Mais si l'on pouvait rétablir par des injections d'eau la quantité de la masse du sang*, on aurait un grand espoir de rendre au cœur son activité et de rétablir la circulation, même dans des cas désespérés. »

Dans un autre passage, on trouve la même idée, mais déjà elle n'est plus tout à fait aussi simple. Je cite textuellement : « M. Jähnichen posa trois indications pour le traitement du choléra : 1° indication curative qui serait dirigée contre la cause prochaine de la maladie. M. J., la cherchant dans une décomposition directe du sang, (dans une séparation des parties séreuses de celles qui constituent le caillot, avec transsudation des premières sur les surfaces intestinales,) propose l'introduction immédiate, dans le torrent de la circulation, d'un équivalent des liquides, qui auraient été rejetés au dehors par le vomissement ou par les évacuations alvines. *Ces déjections ayant été constamment trouvées acides en Russie,* et contenant, d'après les analyses de M. Hermann, *de l'acide acétique,* M. Jähnichen proposa de faire dans les veines des injections d'eau *légèrement acidulée par l'acide acétique.* L'exécution de cette opération ayant cependant rencontré beaucoup de difficultés, M. Jähnichen n'eut l'occasion d'essayer qu'une seule fois, sur une femme agonisante depuis plus de vingt-quatre heures ; il fut impossible d'introduire plus de six onces dans la veine ; cela n'eut d'autre résultat que la réapparition du pouls dans les radiales pendant un quart d'heure, et la mort, imminente depuis un jour, enleva la malade au bout de deux heures.

Je ne m'attacherai pas ici à discuter l'opinion de M. Hermann au sujet de l'acide acétique qui serait contenu dans les déjections des cholériques. Elle a été immédiatement repoussée par des chimistes de Berlin; cependant M. Hermann dit, à la page 37, qu'il a répété les analyses et qu'il a eu de nouveau les preuves les moins douteuses *de la présence d'un acide libre dans le sang des Moscovites*; ces nouveaux résultats n'ont pas été mieux accueillis que les premiers. Qu'il me soit seulement permis de faire remarquer que si l'on compare les analyses de M. Andral à celles de M. Becquerel, on verra, par les contradictions manifestes qu'elles renferment, que ce sujet a encore besoin d'être élucidé.

A la première idée exprimée par le chimiste de Moscou, nous pouvons rattacher un certain nombre de faits, observés dans toutes les épidémies de choléra et en différents pays. En Pologne, une injection d'eau chaude a été faite par les docteurs Sandras et Wolf; on introduisit seulement six onces de liquide, après avoir tiré autant de sang ; il n'y eut aucun résultat appréciable.

Dans les leçons de M. Magendie sur le choléra (1832) on lit à la page 136 : « Je vous ai dit que d'après ces notions sur la nature du sang cholérique (1), j'avais essayé de rétablir l'équilibre dans sa composition, en y injectant une certaine quantité de sérum artificiel. Un

(1) La diminution du sérum et de la fibrine.

homme ou un animal peut vivre avec une fort petite pro-
portion de fibrine dans le sang; d'après cela, nous avons
pensé qu'il n'y aurait pas de graves inconvénients à introduire dans le sang cholérique une certaine quantité
de sérum artificiel. Nous en avons fait l'expérience et
nous devons dire que nous n'avons sauvé aucun de nos
trois (1) malades par ce moyen. Nous l'avons employé
deux fois sur une femme *expirante* qui a repris quelques
forces, prononcé quelques paroles, dont les yeux ont
offert quelque brillant, *versé même quelques larmes*, mais
qui n'en est pas moins morte dans la journée, bien qu'elle
eût reçu un litre de sérum factice dans son système circulatoire.»

M. Contour, dans son compte-rendu du traitement
du choléra par les médecins russes en 1849, raconte que
le professeur Inozemtzew a tenté quatre fois la transfusion du sérum. Dans deux cas, il ne put parvenir à faire
pénétrer le liquide; dans les deux autres, il pénétra sans
trop de difficultés. L'un de ces malades mourut un quart
d'heure apès l'opération; l'autre, au contraire, chez
lequel cent quatre-vingt grammes de sérum humain à la
température de 32° R. furent injectés, vit les symptômes
de la période algide diminuer immédiatement, et faire
place à une convalescence suivie bientôt elle-même d'une
parfaite guérison.

Pendant qu'il remplissait les fonctions de chef de cli-
nique de M. le professeur Piorry, M. Blain (des Cormiers)
a eu occasion de pratiquer plusieurs injections d'eau

(1) Voir les leçons, page 217. Dans cette même page, l'auteur semble
s'attribuer la priorité sur les médecins anglais, en disant : en Écosse, on
vient de faire des expériences analogues.

chaudé ; ces opérations ont été tentées en désespoir de
cause, alors que l'impuissance des ressources ordinaires
avait été constatée ; elles ont donné des résultats immédiats extrêmement satisfaisants, mais qui ne se sont pas
soutenus ; il est vrai de dire qu'on n'a pas injecté le liquide
à des doses bien considérables. Un de ces faits se trouve
consigné dans la thèse de M. Bridoux (1) ; je vais le reproduire dans tous ses détails, parce qu'il présente ceci
de remarquable, que de toutes les observations d'injections qu'il m'a été possible de me procurer, c'est la seule
dans laquelle on trouve un exemple des effets de ce mode
de traitement employé *pendant la période de réaction.*

OBSERVATION N° 1.

Injections de 580 grammes d'eau tiède dans les veines d'une cholérique arrivée à
la réaction comateuse ; les merveilleux effets qu'elle produit ne durent qu'une
heure.

Gauthier, 23 ans, lingère, entrée à l'hôpital le 4 mars pour des
tubercules du poumon. Le 11, elle fut prise d'une diarrhée très
abondante ; les premières selles étaient assez consistantes, mais
bientôt elles devinrent liquides comme de l'eau blanche, contenant peu de grumeaux albumineux. Il survint en même temps
des vomissements très répétés, et très variables pour la coloration ; la langue était sèche, la soif excessive. Le lendemain, les
mêmes symptômes continuèrent, seulement la malade ne demanda
plus le bassin, elle laissa tout aller dans son lit. Il n'y avait point
de crampes, l'intelligence était conservée ; la malade se plaignait
à chaque instant de douleurs très vives dans le ventre, et d'un
feu qui lui brûlait l'estomac.

Dans la journée du 12, le corps conserve une certaine chaleur,
les mains sont froides ; le soir, tout le corps devient aussi froid

(1) Essai sur l'épidémie actuelle de choléra asiatique. Avril 1854.

qu'un morceau de glace; tout ce qu'on fait pour le réchauffer est inutile. La face et le cou sont violacés; les bras cyanosés jusqu'au coude, les pieds et les jambes jusqu'au niveau des mollets. Pas de délire, pas de crampes, soif ardente; chaque fois que la malade prend un peu de boisson, elle la rend immédiatement.

Pendant la nuit du 12 au 13, les symptômes de cyanose disparurent et la chaleur revint.

Le 13, à la visite du matin, tous les traits de la face sont tirés, les yeux enfoncés dans les orbites, les paupières noirâtres, les pommettes légèrement injectées, le reste du visage pâle, les narines sèches, les dents couvertes de fuliginosités; la langue, couverte d'un enduit jaunâtre, est rouge sur les bords, humide; soif ardente; vomissements incessants; évacuations alvines très abondantes; la peau est fraîche; les plis qu'on y fait persistent longtemps; le pouls, assez fréquent, est très faible. Dans la journée, les selles et les vomissements ont diminué d'abondance et de fréquence; la malade a été plus tranquille que les jours précédents; la soif est toujours très vive, le ventre très douloureux; la peau est fraîche, surtout vers les extrémités.

Le 14, les selles et les vomissements redeviennent fréquents; point de crampes, mais violent mal de tête.

Le 15 au matin, la malade a eu du délire toute la nuit; on a été obligé de l'attacher dans son lit; elle est plongée dans un coma profond; la peau est très chaude, la respiration fort lente; le pouls est très faible, 92; face brune, pommettes injectées, narines sèches, yeux desséchés, langue fendillée, soif ardente; le ventre est très douloureux et rétracté.

Le 17. Depuis vingt-quatre heures, la malade ne fait plus aucun mouvement; elle ne peut rien avaler; la respiration est très embarrassée; le pouls excessivement faible est à 75; les paupières sont immobiles, les yeux éteints. On voit sur les sclérotiques quelques petites taches noires; les pupilles sont imperceptibles; tout le globe oculaire présente une vascularisation très apparente.

M. Blain fait une injection de 580 grammes d'eau à 40°. Elle

est à peine achevée que le pouls s'élève à 90 et que la parole revient; aux questions qu'on lui adresse, la malade répond qu'elle
se trouve beaucoup mieux ; elle fait des mouvements dans son
lit ; les paupières remuent ; les yeux redeviennent humides ; *les
larmes coulent*; les pupilles se dilatent ; les taches noires de la
sclérotique disparaissent presque complétement. La malade avale
assez facilement quelques cuillerées de vin et de bouillon. On
lui donne un morceau d'orange à sucer ; elle en retire elle-même
les pépins de sa bouche. Ayant sondé la vessie, on en retire un
verre d'urine, qui, traitée par la chaleur et l'acide nitrique,
donne un abondant précipité d'albumine.

Ce bien-être se maintient pendant une heure : on fait avaler
toutes les cinq minutes une cuillerée de vin ou de bouillon. Vers
onze heures, la malade est prise d'une toux très pénible ; elle re-
tombe dans une immobilité complète ; la voix se perd ; les yeux se
couvrent d'une toile glaireuse ; tout ce qu'on aperçoit de la sclérotique est noir ; les paupières sont immobiles ; la peau est chaude ;
il n'y a point de trace de cyanose ; le pouls est lent, mais conserve de la force. Vers 2 heures la malade succombe après six
jours de maladie.

Autopsie. — Trente-six heures après la mort. La vessie est vide,
les reins déformés, énormes, décolorés ; ils ont la consistance
normale ; la substance corticale est très hypertrophiée. La rate
molle, petite, le foie gras, volumineux. Le poumon droit présente des adhérences sur toute sa surface ; le gauche n'en a qu'au
sommet. Il y a au sommet de chaque poumon une vaste caverne ;
le reste de leur tissu est farci de tubercules. Le tissu du cœur est
décoloré ; le cœur droit contient deux énormes caillots fibrineux ;
le gauche contient du sang fluide, noir, non poisseux. Les intestins sont distendus par des gaz ; le grêle est vascularisé par places,
et présente de nombreuses granulations reposant sur un fond injecté au voisinage de la valvule ; ulcérations dans le gros intestin.

En citant cette observation de M. Blain, j'ai voulu faire

voir que l'injection pratiquée pendant la réaction don-
nait des résultats immédiats tout aussi remarquables
que ceux qui ont été obtenus pendant l'algidité, et dont
je fournirai bientôt un très grand nombre d'exemples.
Nous verrons plus tard le docteur Lauric prétendre que
si la réaction est commencée, l'injection est inutile et
probablement nuisible ; en mettant cette assertion en
regard de l'observation précédente, il devient évident
que le médecin anglais a imposé très arbitrairement à
la puissance des injections une limite qu'elles savent parfaitement franchir.

Les symptômes du choléra avaient éprouvé quelques
modifications dans ce cas de phthisie pulmonaire ; mais
on ne saurait pour cela mettre le diagnostic en doute ;
il a d'ailleurs pour lui l'autorité du savant professeur
M. Piorry.

Les effets de cette injection sont assez frappants pour
qu'il soit inutile d'y insister ; je ferai seulement remarquer la disparition des taches noires de la sclérotique
sous l'influence de l'introduction d'eau dans la circulation. Un grand nombre de fois j'ai disséqué avec soin
les taches qu'offrent les yeux des cholériques, et je les
ai trouvées de deux sortes : les unes sont de véritables
ecchymoses sous-conjonctivales ; on les trouve surtout
autour de la cornée et une dissection fine peut les enlever avec la conjonctive ; les autres sont produites par le
desséchement de la sclérotique, qui laisse voir le pig-
mentum choroïdien, ou qui le laisse transsuder. C'est
sans doute à ces dernières taches qu'il faut rapporter le
remarquable fait signalé dans l'observation de M. Blain ;

en rendant à la sclérotique son humidité naturelle, on a fait disparaître un des effets de son desséchement. La réapparition de la sécrétion des larmes n'est pas un phénomène moins curieux; nous avons déjà eu occasion de le signaler après une injection de sérum.

CHAPITRE II.

Transfusion du sang.

A peine le choléra avait-il foudroyé ses premières victimes, que déjà la science mettait en œuvre tous ses
moyens d'investigation ; comme on l'a vu, les analyses
chimiques se hâtèrent de chercher le mot de cette terri-
ble énigme, et bientôt un grand nombre de témoignages
vinrent de toutes les parties de l'Europe savante dépo-
ser d'une altération profonde du sang des cholériques.
Mais en quoi consistait cette altération? Là commencèrent les divergences, et je dois dire qu'elles subsistent
encore aujourd'hui. On conçoit donc que des médecins,
dont l'esprit flottait entre ces divergences, aient cru se
soustraire à une fatale indécision en cherchant à resti-
tuer aux cholériques, non plus un ou plusieurs des éléments du sang, mais ce liquide complet et intact.

Tel fut, j'imagine (car je ne trouve pas de renseignements à cet égard), le point de départ des transfusions
que je vais raconter. L'idée était certainement ration-
nelle ; elle ne fut cependant mise à exécution qu'un très
petit nombre de fois, ce qui fut dû sans doute au grand
retentissement qu'eut l'insuccès des premières tentatives.
Les faits les plus importants et les moins incomplets ont
été reproduits par M. Scoutetten, dans sa *Relation de
l'épidémie de Berlin* 1831 (1); il fut à la fois témoin et ac-
teur ; nous le laisserons parler.

(1) Page 127.

OBSERVATION N° 2.

Transfusion d'une once et demie de sang par la veine jugulaire droite; peu après, mouvements convulsifs violents; mort cinq minutes après l'opération.

Le 15 octobre 1831, à 9 heures du matin, la première opération fut faite par M. le professeur Dieffenbach sur un jeune homme de vingt ans, qui avait la langue froide, les yeux convulsés, une cyanose intense, et dont le pouls ne battait plus. La veine jugulaire droite étant mise à nu dans l'étendue d'un pouce et ouverte dans le sens longitudinal, un tuyau de plume y est introduit ; le sang est fourni par un jeune docteur robuste et aux cheveux bruns, âgé de 28 ans; son sang, tiré de la veine médiane, est aussitôt pris avec une petite seringue en étain, préalablement chauffée ; on injecte dans la veine du malade une once et demie de sang.

D'abord insensibilité complète; puis le malade fait deux inspirations profondes et successives; les paupières s'entr'ouvrent et se referment avec précipitation. Cinq minutes après l'opération, mouvements convulsifs de la tête qui est portée fortement en arrière; bientôt après, mouvements convulsifs des jambes, des bras et de tout le tronc, décomposition des traits de la face, cris et gémissements. Ces phénomènes effrayants durent un peu moins d'une minute; ils cessent tout à coup, le malade est mort. L'ouverture du cadavre ne fit rien reconnaître d'extraordinaire.

OBSERVATION N° 3.

Choléra arrivé à son dernier degré; la circulation n'a plus lieu dans l'artère brachiale ; transfusion de deux onces et demie de sang; le pouls reparaît à l'artère axillaire pendant cinq minutes seulement.

16 octob. 1831. —Vieillard de 61 ans. Langue froide, cyanose, pas de pouls, etc.

A dix heures du matin, l'opération de la transfusion est décidée; mais pour rechercher si la circulation s'opère, M. le professeur Dieffenbach commence par découvrir l'artère brachiale dans l'étendue d'un pouce au pli du bras. *Elle n'offre aucune pulsation;* on l'ouvre dans la longueur de cinq lignes, et, à notre grand étonnement, *l'artère ne contient pas une goutte de sang ;* elle ne renferme qu'un petit caillot rouge, de la grosseur d'un fil à coudre ; les parois artérielles sont nettes et blanches.

Le malade conservait toute sa présence d'esprit ; il parlait de l'opération. *La profondeur des tissus était aussi froide que la superficie.* Après ces recherches, la transfusion du sang dans les veines fut immédiatement exécutée. La veine médiane et les autres veines de l'avant-bras étaient remplies de sang noir ; la veine médiane étant ouverte, on injecta en trois fois deux onces et demie de sang. Le malade n'en éprouva rien ; il n'accusait aucune douleur, si ce n'est une très légère dans la plaie faite pour découvrir l'artère. Après la troisième injection, le *pouls reparut à l'artère axillaire du bras libre ;* il battait 60 ; cela ne dura que cinq minutes. Le sang injecté dans la veine *ne fit pas échapper une seule goutte de sang par l'ouverture de l'artère.* Sous l'influence de la tranfusion, on crut remarquer quelques contractions de l'iris ; le regard parut un peu plus animé. Cet homme mourut à midi, deux heures après l'opération, qui paraît n'avoir exercé aucune influence sur la marche de la maladie.

OBSERVATION No 4.

Transfusion de 4 onces 7 gros de sang par les veines médiane et jugulaire gauches ; aucun phénomène remarquable ne se développe ; mort six heures après l'opération.

15 octobre 1831. — Femme de 65 ans, refroidissement général, absence du pouls, etc.

M. Dieffenbach ouvre la veine médiane du bras gauche dans la largeur d'un demi-pouce ; il en sort très peu de sang ; on y introduit un tuyau de plume qui sert à injecter le sang d'un élève. La première injection fait pénétrer une once de sang ; elle ne produit aucun effet. La deuxième injection introduit la même quantité de sang ; la malade fait alors deux inspirations un peu précipitées ; il y a un peu d'agitation dans les yeux ; elle boit avec facilité de la tisane de menthe ; je lui demande si elle souffre ; elle répond que non.

L'opérateur, voulant introduire une plus grande quantité de sang, ouvre la veine jugulaire gauche; il injecte d'abord un gros d'eau tiède pour s'assurer qu'il n'existe pas d'obstacle au cours du sang; puis il injecte, en deux fois, 2 onces 7 gros de sang. La malade n'éprouve rien ; toute la journée s'est passée tranquillement; le pouls n'a pas reparu ; les accidents ont suivi leur cours et la mort est arrivée à quatre heures après midi.

La lecture de la première de ces trois observations a sans doute porté plus d'un esprit à penser que la rapidité de la mort pourrait bien être attribuée à l'introduction de l'air dans les veines. Les détails ne sont pas suffisants pour mettre ce point hors de doute ; mais les phénomènes consécutifs à l'injection diffèrent tant de ceux que nous signalerons dans tous les autres cas, qu'on ne peut guère se défendre de les mettre sur le compte du mode opératoire ; le tuyau de plume introduit dans le vaisseau me paraît d'ailleurs un mauvais moyen, quelle que soit l'injection qu'on pratique ; c'est une porte largement ouverte à l'air, et l'aspiration produite par la circulation doit la faire facilement franchir à ce fluide.

Qui n'a été frappé de cet anéantissement de la circulation, dont la seconde observation met sous les yeux la preuve palpable? Je m'abstiens ici de tout commentaire ; les nombreuses réflexions que ce fait suggère se présenteront d'elles-mêmes à tous les lecteurs, et beaucoup concluront sans doute que toute expérimentation est légitime, lorsqu'il s'agit de combattre un poison qui cadavérise si promptement ceux qu'il atteint.

Aussi, malgré l'insuccès de ces tentatives, je ne puis m'empêcher de protester contre l'épithète de barbare que leur donne un de nos auteurs classiques, et peut-être M. Scoutetten est-il lui-même un peu trop sévère lorsqu'il ajoute : « Ces observations serviront peut-être l'humanité, en évitant à quelques malheureux d'être victimes d'une nouvelle expérience. »

CHAPITRE III.

Injections salines.

Nous voici arrivé aux travaux des médecins écossais ; s'ils ne sont pas les premiers en date, personne ne niera qu'ils occupent la première place par leur nombre, par leur valeur pratique et par l'impression vive qu'ils ont produite dans toutes les sociétés savantes. Presque tous les faits qui nous ont été transmis par les journaux anglais présentent un grand intérêt ; le choix est donc difficile. Aussi, dussé-je encourir quelque reproche, dans la crainte d'omettre quelque chose d'utile dans un sujet d'une aussi haute importance, je réunirai tout ce que les médecins de la Grande-Bretagne ont écrit d'observations et de préceptes, insistant particulièrement sur les circonstances qui peuvent éclairer les résultats des injections ; c'est à ce titre que toutes les autopsies que j'ai pu recueillir seront consignées dans leur entier.

Pour éviter la confusion, je rattacherai les faits aux noms des médecins qui les ont accomplis, et si je ne rapporte pas toutes les observations, au moins je n'omettrai aucun observateur, car le concours de leurs témoignages donne une grande valeur aux résultats qu'ils annoncent.

§ 1er.

FAITS DU DOCTEUR THOMAS LATTA.

Le premier, dans la Grande-Bretagne, il a pratiqué les injections veineuses, et cette opération n'a pas été de sa part le résultat hasardé de l'empirisme, mais le fruit d'une idée bien mûrie, de déductions bien établies. Aux exemples, il a joint un grand nombre d'utiles préceptes, de judicieuses remarques ; c'est donc à lui qu'il faut faire honneur de la méthode et des bons résultats qu'elle est capable de produire.

Les expériences du docteur O. Shaughnessy, prouvant que le sang des cholériques était privé de son sérum et des sels qu'il contient, donnèrent au docteur Latta l'idée de faire boire et prendre en lavements une abondante quantité de sérum artificiel ; mais comme il n'en obtint aucun résultat, il poussa jusqu'au bout les conséquences du principe, et essaya les injections dans les veines.

La solution qu'il prépara se composait de 2 ou 3 dragmes (1) de muriate de soude et de deux scrupules (2) de sous-carbonate de soude dans 6 pintes (3) d'eau, à la température de 108 à 112° Far.; elle fut injectée à l'aide de la seringue de Read.

Voici en quels termes les journaux anglais signalèrent les premiers résultats de ces injections : le docteur Th. Latta vient d'injecter avec succès, dans six cas de choléra grave, des quantités énormes de solutions salines légères. Dans un cas, 120 onces ont été injectées en une seule fois, et on a été jusqu'à la dose de 330 onces en douze heures. Une autre fois, 376 onces ont été injectées depuis le lundi à onze heures du matin jusqu'au jeudi à quatre heures du soir, c'est-à-dire *plus de trente-et-une livres en*

(1) De 3 à 5 grammes environ.
(2) Le scrupule est le tiers de la dragme.
(3) 3 litres 40 centilitres environ.

cinquante-trois heures (1). On constata immédiatement le retour du pouls, l'amélioration de la respiration et de la voix, la réapparition de la chaleur, une amélioration dans l'aspect du malade avec sentiment de force. Plus tard, ce moyen a été employé dans deux autres cas avec un effet admirable. 60 onces ont été injectées à la fois, et cette dose a été répétée trois ou quatre heures après. Dans un cas où 58 onces furent injectées, le pouls était au commencement à 80, très petit et très faible; le malade était extrêmement agité, avait le sentiment d'une grande faiblesse et une soif dévorante. Avant que l'on eût injecté 12 onces (2), le pouls commença à se relever; il devint plus lent et plus large, et cette amélioration continua jusqu'à ce que les 58 onces furent achevées; il y eut alors une chaleur modérée et une légère transpiration à la face; les veines du dos de la main reparurent, la tranquillité revint, le sentiment d'extrême faiblesse cessa, ainsi que la soif.

Quelque temps après, le docteur Latta rendit lui-même compte de ses expériences dans un mémoire très intéressant. En outre, les journaux publièrent des observations assez détaillées; j'en reproduirai quelques-unes, puis j'exposerai les réflexions du docteur Latta sur les faits nombreux qui ont servi de base à son mémoire.

OBSERVATION N° 5.

Effets rapides, mais peu durables, d'une seule injection sur un sujet mourant.

Le premier sujet, dit le docteur Latta, fut une femme sur laquelle on avait employé sans succès une foule de médications;

(1) La livre anglaise vaut 0,4534 kilog.
(2) 339 grammes 6 décigr.

elle paraissait arrivée au terme de la vie, et on pensait avoir à peine assez de temps pour procéder à l'opération. Ayant introduit avec prudence un tube dans la veine basilique, on commença avec crainte, introduisant les onces successivement, sans apercevoir d'effet sensible. En persistant, on remarqua que la malade commençait à respirer plus librement; sa figure était altérée, ses yeux fermés, sa mâchoire pendante; elle offrait en un mot l'aspect de la mort; bientôt elle se ranima ; *le pouls, qui avait cessé de battre depuis longtemps, reparut au poignet*; d'abord petit et accéléré, il devint graduellement plus distinct, plein et lent. Six pintes anglaises (1) de liquide ayant été injectées dans le court espace d'une demi-heure, la malade dit *d'une voix ferme* qu'elle n'éprouvait plus de malaise, devint gaie, et crut sortir d'un sommeil profond; *les extrémités étaient chaudes*, et tous les traits présentaient l'aspect de la force et de la santé. Je crus la malade hors de danger, ajoute M. Latta; mais à peine étais-je parti, que les vomissements et les selles reparurent; elle retomba bientôt dans un état de prostration semblable au précédent, et mourut cinq heures et demie après l'opération.

OBSERVATION N° 6.

Deux injections produisent une réaction complète qui se soutient pendant deux jours.

...... spasmes les plus effrayants, assoupissement, vomissements répétés, pas de pouls, yeux caves, collapsus complet, le corps exhale une odeur très désagréable ; .... une solution saline injectée dans les veines *dissipe entièrement le poids insupportable qui oppressait la poitrine et causait une angoisse extrême.* L'injection ayant été portée à 8 livres, le soulagement fut complet. Jusqu'alors la diarrhée avait été très abondante; *elle devint excessive, traversa le lit* et coula sur le sol. Cette perte amena un nouvel affaissement, et si complet qu'il fallut injecter avec plus de rapidité qu'à l'ordinaire, ce qu'on doit éviter. Vingt livres

(1) 3 litres 40 centilitres.

environ furent injectées en trois fois, en 40 heures, et dans cet espace de temps les symptômes du choléra se dissipèrent, la diarrhée diminua considérablement, *les selles devinrent bilieuses, et la sécrétion urinaire se rétablit.*

Pendant deux jours, la malade parut aller assez bien. Antérieurement à l'attaque de choléra, elle avait été traitée pour une maladie du foie et elle était sujette aussi à des affections de poitrine; les symptômes de ces maladies ayant reparu graves, on pratiqua une saignée ; des sangsues et des vésicatoires produisirent peu d'effet ; les selles étaient devenues d'une couleur olive noirâtre et très fétides; la surface du corps prit en entier une couleur plombée; la malade s'affaissa de plus en plus et expira sans efforts.

OBSERVATION N° 7.

Femme mourante, relevée trois fois et conduite à une réaction complète par trois injections successives.

27 Mai. — Femme atteinte d'un choléra si grave, *qu'on ne savait si elle existait encore.*

J'injectai par la veine 13 onces de liquide salin à la température de plus de 105° Far. (1). D'abord l'injection fut faite avec rapidité, mais dès que la vie parut se ranimer, je procédai plus lentement et avec quelques intervalles : le tout fut injecté en deux heures. Ayant achevé, je fus très satisfait du résultat ; la pauvre femme reprit en peu de temps l'usage entier de ses sens; mais quoique ce résultat fût plus heureux que je ne pouvais l'espérer, je ne conçus pas le moindre espoir de la sauver ; car, bien que les autres symptômes se fussent améliorés, les battements de l'artère radiale continuaient à être très faibles; la diarrhée reparut malgré l'usage réitéré des stimulants à l'intérieur et à l'extérieur,

Le pouls redevint insensible, et vers minuit elle était aussi mal que jamais. 80 onces d'injection saline *la relevèrent de nouveau,*

____

(1) 40,56 centigr.

et vers deux heures du matin il y avait une grande amélioration; la respiration n'était nullement laborieuse, quoique plus accélérée que dans l'état normal; le pouls battait 120 faible; le visage était naturel; les lèvres rouges, la langue humide et chaude, la température du corps assez élevée, la peau moite, etc.

Vers le matin, la diarrhée revint. La malade continua à décliner malgré tous les remèdes; le *corps devint froid* et se couvrit d'une sueur visqueuse; le *pouls cessa de battre*, et elle se plaignit d'une grande faiblesse; je fus donc forcé d'avoir recours au moyen qui avait amené de l'amélioration, et à quatre heures après midi 4 livres 9 onces furent de nouveau injectées et produisirent un *soulagement notable*. Le mercure doux, les toniques, les stimulants furent administrés tout le jour, et avant la nuit elle avait rendu *cinq selles bilieuses* et *uriné* deux ou trois fois assez librement. *Les symptômes du choléra étaient dissipés;* elle passa une nuit paisible, et le lendemain 29 mai elle ne se plaignit que d'une grande débilité et d'une soif très vive; le pouls était à 104, la langue sèche et rouge; *il y avait de l'appétit;* ventre naturel, déjections noires, bonne urine. Mais il survint du délire et de l'affaiblissement dans la nuit, et la malade mourut à cinq heures et demie du matin.

OBSERVATION N° 8.

Une première injection de 8 livres produit une amélioration qui ne persiste pas; une seconde injection de 6 livres fait obtenir une prompte guérison.

Homme d'âge moyen, figure pâle, yeux cernés, voix cholérique au plus haut degré; pouls à 118, irrégulier; traits effilés, extrémités froides.

Malgré un traitement actif et varié, le malade faiblissait rapidement, surtout pendant l'heure qui précéda l'injection veineuse. En une demi-heure 8 livres furent injectées avec un *soulagement complet*; il n'éprouva plus de douleur. Je fis prendre facilement de faibles doses de calomel et d'opium et des lavements avec le muriate de soude. La diarrhée continua copieuse et fréquente, et vers deux heures après midi le malade parut s'affaiblir rapidement ; *il ne pouvait presque plus distinguer les objets.* L'injection veineuse fut recommencée ; la vue s'améliora bientôt, et avant qu'une livre eût été injectée, *elle était tout à fait rétablie.* Six livres environ suffirent pour dissiper tout malaise, et depuis ce moment le malade continua à aller de mieux en mieux. Le lendemain matin, de bonne heure, les selles devinrent bilieuses, la sécrétion urinaire se rétablit, et le troisième jour la convalescence était complète.

« Au début d'une injection, dit le docteur Latta, on n'aperçoit aucun effet apparent, et les symptômes continuent jusqu'à ce que le sang mêlé aux liquides injectés devienne chaud et fluide. L'amélioration du pouls et des traits est presque simultanée ; l'expression cadavéreuse fait graduellement place aux apparences d'un retour à la vie ; l'oppression cruelle que l'on éprouve à l'épigastre se dissipe ; les yeux, de caves et tournés en haut qu'ils étaient, se remplissent et s'animent du feu de la santé ; la teinte livide disparaît ; la chaleur revient au corps ; la voix reprend son timbre naturel et sa force habituelle ; le malade qui, peu de minutes auparavant, succombait à la violence du mal, aux vomissements, à une soif brûlante, est tout-à-coup délivré de ces pénibles symptômes ; le sang retiré des veines reprend alors, par l'exposition à l'air, sa rutilance habituelle.

» De semblables effets, quelque satisfaisants qu'ils soient pour le malade et pour le médecin, ne doivent cependant pas diminuer la vigilance du dernier. Il pourrait croire que tout est obtenu, et qu'il lui est permis de s'éloigner ; mais si la diarrhée reparaît, il peut au bout de 2 ou 3 heures retrouver son malade dans un aussi grand danger qu'auparavant. Aussitôt que, par la première injection, la réaction a été produite, un stimulant doux et chaud, tel qu'une infusion de genièvre mêlée à quelque astringent, doit être administré avec persévérance ; on doit essayer de remplir le colon d'un liquide astringent.

» Dès que le pouls faiblit, et que les traits s'altèrent de nouveau, il faut renouveler l'injection ; on n'oubliera pas qu'elle doit être faite à la température de 108° à 112° Far. (1); si elle n'est qu'à 100 (2), le malade éprouve une très vive sensation de froid et des frissons; si elle est à 115, le cœur est surexcité, la face rougit, et le malade se plaint d'une grande faiblesse. L'injection doit être poussée très lentement, à moins que le malade ne soit tout-à-fait épuisé ; dans ce cas on peut la faire plus vite jusqu'à ce qu'on ait produit un peu d'excitation ; dès que cet effet est produit, on ne doit pas injecter plus de 2 à 3 onces par minute. C'est le moment d'administrer des astringents par la bouche ; *ils seront retenus, car en général tout malaise cesse pendant l'opération.*

» Il faut répéter cette médication aussi souvent que les symptômes la réclament, et jusqu'à ce que son action soit établie d'une manière définitive. Une replétion trop prompte serait suivie d'une grande augmentation dans les évacuations, et par conséquent d'une perte plus prompte des forces vitales. La quantité à injecter dépend de l'effet produit, et le renouvellement, de l'injection des besoins de l'économie, qui sont liés d'ordinaire à l'abondance de la diarrhée. Plus le collapsus est prononcé, plus il faudra

(1) De 42 à 44 centigr.
(2) 37,78 centigr.

injecter de liquide ; cette règle n'est cependant pas abso-
lue, car chez certains sujets une perte légère produit
un affaissement profond.

» Quoique les symptômes du choléra puissent être
dissipés dans les cas les plus désespérés, j'ai quelquefois
échoué, et je l'attribue à l'une des causes suivantes : ou
la quantité de l'injection était trop petite, ou une maladie organique en a entravé les bons effets, ou la médication a été employée trop tard. Dans l'observation n° 5,
le docteur Latta croit que l'insuccès est dû à ce qu'il
n'a pas renouvelé l'injection, et il présente le fait suivant
comme preuve de l'heureux résultat d'injections très
considérables. »

OBSERVATION N° 9.

*330 onces de solution saline injectées en plusieurs fois produisent une bonne
réaction chez une malade agonisante ; guérison.*

Femme de 50 ans, très affaiblie. Cinq heures seulement après
le début de la maladie, il n'y avait plus de pouls, *même à l'artère
axillaire*, et les forces étaient tellement épuisées que j'étais
d'abord décidé à ne pas essayer les effets de l'injection, ne voulant pas compromettre ce moyen. Cependant je me décidai à
injecter 120 onces ; alors, et comme par un effet magique, la
pâleur de la mort disparut, la vie revint, mais la diarrhée se
déclara de nouveau ; en trois heures elle était une seconde fois
mourante. 120 onces furent de nouveau injectées et produisirent
un effet semblable. Chez cette femme j'introduisis 330 *onces en
12 heures*, et la réaction fut alors complétement rétablie ; en
48 heures elle fut tout-à-fait hors de danger. On la transporta
alors à l'hôpital pour qu'elle pût y recevoir plus de soins ; là,
probablement par contagion, quelques symptômes typhoïdes se
déclarèrent ; elle est maintenant convalescente.

« La seconde cause d'insuccès est l'existence d'une

maladie chronique ; elle se trouve tellement aggravée après la réaction, qu'évidemment dans beaucoup de cas elle a occasionné la mort.

OBSERVATION N° 10.

Malade guérie du choléra par les injections, succombant à une péricardite chronique.

Une jeune femme délicate, scrofuleuse, et qui pendant plusieurs années avait eu des affections de poitrine, fut retirée d'un état de collapsus par une injection de 60 onces de liquide salin administrées en plusieurs doses dans l'espace de 12 heures ; après avoir traîné pendant dix jours, elle succomba. A l'autopsie, le cœur fut trouvé atrophié, portant les traces évidentes d'une ancienne maladie, et flottant dans huit onces de pus.

Dans un autre cas, tous les viscères étaient malades ; quelques-uns à un tel point qu'il est surprenant que le sujet ait pu vivre si longtemps.

« La 3ᵉ cause d'insuccès, c'est l'application trop tardive du remède. J'ai pratiqué des injections dans des cas extrêmes, lorsque tous les autres moyens avaient échoué et lorsqu'il semblait que la mort dût promptement finir la scène ; *cependant le résultat a été très encourageant, et le nombre des convalescences on ne peut plus satisfaisant.* Dans toutes les autopsies, lorsque la mort n'était pas la suite de maladies organiques, j'ai rencontré une grande quantité de fibrine dans les cavités du cœur, surtout du côté droit, où elle s'étendait de l'oreillette à travers le ventricule jusque dans l'artère pulmonaire. Un tel dépôt peut avoir formé obstacle à la guérison, et c'est sans doute à l'interruption de la circulation pulmonaire que sont dus les oppressions et les battements désordonnés perceptibles quelques heures avant la mort, au centre de la circulation; il est donc raisonnable de supposer que les injections pratiquées de bonne heure préviendraient la formation de ces dépôts fibrineux.

Dans les derniers alinéas de son travail, l'auteur cherche à établir par le raisonnement que les injections faites de bonne heure doivent encore avoir pour résultat de rendre moins forte la fièvre consécutive au choléra. Il croit aussi qu'elles doivent éviter, ou du moins atténuer les inflammations locales dont les cholériques sont quelquefois atteints après la réaction, et prétend que lorsque le malade qu'il avait injecté a succombé à une maladie organique, les traces ordinaires des congestions étaient fort peu marquées; mais on peut lui objecter que cela peut dépendre de toute autre cause que l'injection, car pour ma part je l'ai remarqué plusieurs fois sur des sujets qui n'avaient pas été traités de la sorte.

§ 2.

FAITS DU DOCTEUR LEWINS DE LEITH.

Dans une première communication, ce médecin rapporte que *sur six malades injectés, trois sont guéris ou en voie de guérison;* chez les trois qui ont succombé, des maladies organiques étendues et anciennes ont été trouvées.

Dans un autre document du même auteur (réponses aux questions du Comité de Londres) je puise de nouveaux détails portant sur un plus grand nombre de faits; les voici :

1° Aucun malade n'a été saigné avant l'injection; chez

un seul, une saignée de 12 *onces* a été faite aussitôt après la première injection.

2º Dans beaucoup de cas, les évacuations ont continué; dans quelques cas, elles ont augmenté ; la *perspiration* a été accrue chez tous.

3º *Sur quinze malades, dix sont morts,* mais dans des circonstances telles, que ces insuccès ne sauraient accuser la méthode.

4º Le pouls avait cessé de battre, même aux axillaires dans quelques cas ; la couleur bleue était prononcée sur une surface considérable. Cinq malades qui ont offert ces symptômes se sont rétablis.

5º Chez tous, moins deux, la suppression de l'urine était complète depuis plusieurs heures. Dans tous les cas heureux, et même dans quelques cas malheureux, les effets des injections sur la sécrétion urinaire ont été évidents.

6º Les injections ont élevé la température du corps; mais dans tous les cas heureux, les malades se sont plaints d'éprouver du froid aussitôt après l'injection.

§ 3.

DOCTEUR LIZARS (D'ÉDIMBOURG).

En juillet 1832, on a lu à l'Académie des sciences une lettre adressée par le professeur écossais à Delpech.

« Edimbourg, 4 juin 1832.

» Monsieur et très honoré professeur,

» Nous avons en dernier lieu mis à exécution avec succès votre proposition. Il y a maintenant en tout trente malades du choléra, parvenus à l'état de collapsus, qui ont eu les veines injectées, et dans tous ce remède a réussi, *pro tempore*. Nous prenons 5 livres d'eau, 2 drachmes de muriate de soude, 1 drachme de carbonate de soude, et cette solution, à la température de 105° Far. est injectée peu à peu dans la veine médiane céphalique. J'ai observé que lorsque 2 livres environ de ce liquide ont pénétré dans les vaisseaux, la couleur bleue de la peau diminue, la température du corps s'élève, le pouls devient plus fort,.... Mais il faut en même temps pratiquer des frictions sur la colonne vertébrale, sur le sternum et sur l'abdomen, avec une pâte sinapisée, ayant pour base une solution de 2 gros de potasse dans 2 livres d'eau bouillante. On donne en même temps de l'eau chargée de sels alcalins, mais surtout de copieux lavements avec la même solution que pour l'injection des veines ; il faut les administrer bien chauds, et s'efforcer de les faire retenir même par la compression de l'anus. *Les lavements sont absorbés rapidement lorsque l'injection veineuse a produit d'heureux effets.* On recommence de temps en temps l'injection dans les veines. Ces remèdes, les uns sans les autres, ne produisent ordinairement que des effets passagers ; mais ensemble, *ils guérissent.* Quelques médecins ici ont mêlé le blanc d'œuf, ou même le sulfate de quinine, aux sels alcalins dans les injections, mais ces moyens n'ont pas eu de succès. »

Cette lettre du docteur Lizars est loin de satisfaire la curiosité du lecteur ; car chacun se demande immédiatement : mais sur les trente cas, combien y a-t-il eu de guérisons? Sur quoi l'auteur se fonde-t-il pour attribuer les succès à la réunion de ces trois médications, plutôt

qu'aux injections seules? Et beaucoup d'autres choses
non moins intéressantes, auxquelles il n'y a pas de réponse.

En revanche, elle contient une assertion qui a passé
jusqu'ici inaperçue dans la presse médicale, et qui pourtant me paraît révéler un fait de la plus haute importance : *les lavements*, dit le docteur Lizars, *sont absorbés
rapidement, lorsque l'injection veineuse a produit d'heureux
effets*; mais si cela est vrai, le plus grand obstacle au
traitement du choléra est vaincu! Les médicaments administrés dans le choléra algide ne sont pas absorbés,
je l'ai démontré dans ma thèse; eh bien! injectons de
l'eau saline dans les veines, l'absorption est rétablie
et le malade peut être sauvé! Mais si cela est vrai, les
tentatives d'injections veineuses n'eussent-elles abouti
qu'à cette découverte, qu'elles mériteraient la profonde
reconnaissance de l'humanité!

Comment se fait-il donc qu'une remarque d'une si
haute portée soit restée ensevelie dans un profond oubli?
Hâtons-nous de l'en tirer, et de signaler aux praticiens
qui se trouvent placés dans des circonstances favorables,
qu'il existe sur ce point de la science une lacune qu'il
faut combler au plus tôt. Car si le fait énoncé par Lizars
est vérifié, la première condition du succès dans le traitement du choléra n'est plus à chercher; et s'il ne l'est
pas, il faut bien en venir au seul moyen connu qui nous
reste pour échapper à la perte de l'absorption, je veux
dire l'introduction directe des médicaments dans les
veines.

§ 4.

DOCTEUR CHRISTISON (D'ÉDIMBOURG).

Ce médecin a rédigé une instruction pour le gouvernement de la Hollande ; elle contient des documents utiles et des considérations intéressantes.

« Je commence, dit-il, par faire observer que nous avons essayé de tous les remèdes recommandés antérieurement, et que je suis convaincu de leur peu d'efficacité dans le choléra confirmé. A Leith, dix-neuf malades ont été traités, et cinq sont considérés comme convalescents ; à Édimbourg, on en a injecté dix-huit, et sept sont hors de danger ; plusieurs autres sont encore en vie, mais dans un état fort précaire. Dans tous les cas, sans exception, où la terminaison a été fatale, on a trouvé à l'autopsie d'anciennes lésions organiques qui rendaient la mort inévitable..... Quand on songe que ces expériences ont été faites dans des cas tellement graves, que, selon notre opinion, de ces trente-sept malades, *il n'en serait pas échappé plus de deux ou trois par tout autre traitement*, que d'ailleurs, dans les cas mortels, on a trouvé des lésions anciennes, notre résultat numérique doit certainement paraître digne d'attention.

» Il est incontestable que nul autre moyen ne produit l'*effet immédiat* des injections salines. Dans la plupart des cas aussi graves que ceux où elles ont été employées, les autres remèdes n'ont jamais réussi à relever le pouls, à arrêter le collapsus ; cet effet a été au contraire obtenu dans tous les cas d'injections. » Puis l'auteur décrit en détail les effets immédiats ; sa description ne diffère pas de celle du docteur Latta.

Suivant le docteur Christison, l'opération présente trois dangers : 1° l'introduction de l'air ; 2° l'inflammation de la veine, irritée par le tube que l'on y introduit ; elle a eu lieu à différents degrés dans plusieurs cas, mais elle n'a pas été fort dangereuse ; 3° l'introduction de tant de matières salines dans le sang, quoique les sels soient ceux du sang, peut être suivie de quelques désordres intérieurs qu'il est impossible de prévoir en ce moment. C'est là, ajoute M. Christison, une objection raisonnable, mais qu'on ne peut encore appuyer sur des observations.

La mixture employée à Edimbourg était composée de 120 grains de sel commun et de 40 de carbonate de soude, dissous dans 5 livres d'eau ; on injectait 5 ou 6 livres dans une veine du pli du bras en 30 minutes environ.

Des vomissements violents suivent souvent l'injection. Le préservatif de cet accident paraît être 10 ou 15 gouttes d'une solution de muriate de morphine dans chaque injection de 7 à 10 livres. A la solution saline, quelques médecins ont ajouté un peu de blanc d'œuf, dans la supposition que l'albumine manque dans le sang, mais on n'a pas trouvé cette addition avantageuse. On a essayé aussi l'eau chaude sans sels, mais l'effet immédiat a été moins marqué et moins durable.

L'efficacité que le docteur Christison attribue à l'addition de la morphine, contre la production du vomissement, ne doit pas être perdue de vue ; c'est une preuve à ajouter à celles que je donnerai plus tard de l'action des médicaments introduits dans les veines des cholériques qui n'absorbent plus.

§ 5.

FAITS DU DOCTEUR CRAIGIE (DE LEITH).

OBSERVATION N° 11.

Femme enceinte guérie d'un choléra extrêmement grave par des injections répétées ; rechute tardive ; léger accident pendant la dernière injection ; avortement.

Marie Smith, 38 ans ; ayant subi sans succès plusieurs traitements ; crampes violentes, respiration embarrassée, prostration, pas de pouls, soif ardente, vomissements continuels. A midi on injecta une solution de muriate de soude, 1 gros, et carbonate de soude, 10 grains, dans 3 livres d'eau à 105° Far. Après la première livre, le pouls redevint perceptible au poignet et prit graduellement de la force à mesure que l'on poussait l'injection. Lorsqu'on eut introduit 3 livres de la solution, la face avait perdu son aspect cadavéreux, pour reprendre celui de la santé ; le pouls battait 96, et la malade commença à parler facilement : on lui fit prendre une once de genièvre dans de l'eau chaude sucrée.

Une heure 1/2. — Le genièvre a été rejeté ; le pouls est redevenu imperceptible, la respiration est accélérée et laborieuse. A deux heures, injection de 7 livres ; les effets en sont de nouveau très fortifiants ; avant la fin de l'opération, le pouls est revenu à sa plénitude et à sa force ordinaires ; la malade se dit elle-même très soulagée ; elle ne va pas à la selle, mais elle vomit une matière séreuse.

Du 4 au 9, amélioration suivie de rechute ; nouvelle injection graduelle de 8 onces. Les premières onces produisent une vive douleur à l'épigastre et de la défaillance due probablement à l'introduction de quelques bulles d'air ; le pouls devient imperceptible. On suspend l'injection pendant quelques minutes, le pouls reparaît et la douleur se dissipe : la malade se dit bien soulagée.

Du 11 au 12. — Amélioration graduelle ; *les urines reparurent le 17 seulement*; il y avait une irritation assez vive de l'estomac, quelques vomissements bilieux. Le 22 elle accoucha d'un enfant mort âgé de six mois ; il y eut quelques symptômes de phlébite au bras droit ; ils cédèrent au traitement ordinaire.

OBSERVATION N° 12.

Les injections relèvent deux fois un jeune sujet ; elles ne peuvent le tirer d'un troisième collapsus consécutif à des évacuations extrêmement abondantes ; autopsie.

Georges Cousins, 10 ans, déjà traité sans succès. A 2 h. 1/2, il est sans pouls, immobile, les yeux tournés en haut, le visage est baigné d'une sueur froide ; les mains sont froides et cyanosées ; les pieds sont dans le même état ; les docteurs Combe et Lewins jugent comme moi qu'il doit mourir sous une heure ou deux.

Une solution semblable à la précédente est injectée lentement dans la veine médiane basilique. Peu de minutes après, le pouls reparaît au poignet, la cyanose et le froid des extrémités se dissipent graduellement, et la physionomie s'améliore ; la totalité du liquide, 6 livres, fut injectée en vingt minutes. A 3 h. 1/2 le malade est assis dans son lit, regardant autour de lui, comme s'il sortait d'un rêve ; le pouls est à 110, naturel ; les extrémités d'une couleur normale et chaudes ; la voix beaucoup plus forte.

A 4 h. 1/2, le pouls baisse. A 7 h. du soir, retour de l'algidité ; nouvelle injection de 3 livres. Une demi-heure après, le pouls est encore relevé et a repris sa force habituelle. A 9 h. le malade dort paisiblement ; le pouls est bon, la respiration plus naturelle, la surface du corps couverte d'une sueur chaude. A 10 h., évacuations tellement abondantes qu'elles traversent le lit et coulent à terre : pouls à peine sensible, cris hydrencéphaliques. A 11 h. le pouls a complétement disparu ; une troisième injection veineuse est essayée, mais on y renonce voyant qu'elle ne produit aucun effet ; les pupilles sont très dilatées : mort à 2 h. de la nuit.

Autopsie 15 heures après la mort. — Le cerveau, examiné avant qu'on ait ouvert les membranes d'enveloppe, offre sous la pression des doigts, au milieu des deux hémisphères, une fluctuation remarquable, que l'on rencontre aussi sous les enveloppes de la moelle jusqu'au milieu du dos. En incisant les membranes, on donne issue à 2 drachmes de sérosité limpide. La surface du cerveau est très injectée, et le sang est d'un rouge vif dans les moindres vaisseaux. Tous les autres viscères sont sains.

Le liquide contenu dans les enveloppes du cerveau, de la moelle et dans la vessie a peut-être été fourni par la matière des injections, car on n'en trouve pas ordinairement dans les cas analogues. Je ferai encore remarquer que, malgré l'abondance des injections, on n'a pas signalé cet engorgement aqueux des poumons que M. Bourguignon regarde comme le résultat de ces opérations (1).

§ 6.

FAITS DU DOCTEUR ANDERSON (DE ROCHESTER).

Ils sont au nombre de cinq; il y a eu trois guérisons. Je ne rapporterai pas ces observations qui présentent beaucoup d'analogie avec plusieurs de celles qui précèdent; je ferai seulement remarquer que dans les deux cas où les bons effets de la solution saline ne purent se soutenir, des frissons violents survinrent peu de minutes après la première injection; que ces deux malades étaient dans un état de collapsus complet depuis quinze heures, et que leurs selles coulaient involontairement, symptômes que le docteur Anderson a toujours vus mortels, quelque traitement que l'on ait employé.

Dans aucun des trois cas où l'on obtint la guérison, il n'y avait eu d'évacuations involontaires de sérosité ; quoique la prostration fût également complète, il n'a pas été nécessaire d'injecter plus de 4 à 6 livres pour chacun; dans un cas le sommeil s'est emparé du malade pendant l'opération. En somme, dit l'auteur en terminant, je compte plus sur ce remède que sur tout autre, et je

(1) Voir page 69.

n'hésite pas à dire que si on est appelé aussitôt après le collapsus, et avant que les évacuations soient devenues involontaires, on doit regarder la guérison comme presque certaine.

§ 7.

FAITS DES DOCTEURS LITTLE ET BENNET.

Ces médecins ont relaté trois observations qui ne constatent que des insuccès. Dans celle de mistress Bowles, qui ne put être soulagée que momentanément, on trouve le passage suivant : trente onces de mixture saline additionnées de deux drachmes d'alcool furent injectées ; pendant l'opération la malade marmotait des prières pour elle-même ; voyant ensuite que nous l'observions, elle s'emporta, nous demandant si nous la pensions folle ; ses yeux étaient égarés, *et elle avait bien réellement le ton et les gestes d'une personne ivre ;* le pouls reparut fort et plein. Un quart d'heure après, sa raison était complétement revenue, elle se dit bien soulagée.

Je prends acte de cette action physiologique de l'alcool introduit directement dans le système circulatoire d'une cholérique arrivée au plus haut degré d'algidité, comme le prouve le commencement de cette observation, et je prie le lecteur de la joindre aux faits que je raconterai dans la seconde partie de ce travail.

Dans le cas de Jean Tennant, on voit un malade expirant ramené à la vie cinq fois en 36 heures, et d'une manière presque miraculeuse, par l'injection de deux cent dix-sept onces de liquide salin ; il mourut malgré ces efforts de l'art, et à l'autopsie faite par un temps chaud, au moment où le cadavre commençait à se putréfier, on trouva la face et le cou d'un vert noirâtre ainsi que la région des clavicules, de l'omoplate, du sternum et du rachis. « L'abdomen exhalait une odeur très fétide ; *le tissu cellulaire et les muscles contenaient de l'air ;* ces derniers avaient perdu leur tonicité et crépitaient légèrement; ils étaient livides; les poumons et le péricarde avaient une couleur noirâtre; le cœur était extrêmement livide, hypertrophié et élastique par l'air qu'il contenait; le tissu en était dur et ferme, *une grande quantité d'air s'échappa de l'oreillette droite;* le sang qu'elle contenait était épais et visqueux; des gaz s'échappèrent aussi en incisant les ventricules. Le foie était mou et livide ainsi que les intestins; la rate crépitait et laissait aussi échapper des gaz ; *le rein gauche était converti en une tumeur séreuse,* et la substance des deux reins très flasque; la vessie flasque contenait une cuillerée à bouche environ d'urine mucoso-purulente et très odorante. »

La présence des gaz souvent signalée dans cette autopsie est-elle simplement le résultat de la putréfaction, ou celui de l'introduction de l'air dans les veines? MM. Little et Bennet n'ont pas soulevé cette question, et n'ont fourni d'ailleurs sur la mort du malade aucun renseignement qui permette de la résoudre. Ils disent seulement que le malade a succombé *dix minutes* après l'opération, et qu'en la pratiquant, on a poussé le liquide *trop rapidement.*

La femme Stutter, qui fait le sujet de la dernière observation, n'a eu que 64 onces de liquide injectées lentement ; elle a succombé 16 heures après l'opération. Autopsie : abdomen tuméfié; poumons noirs et congestionnés; *le cœur contient de l'air dans ses cavités et dans son tissu ;* le foie incisé donne, ainsi que la rate, issue à un liquide *spumeux*, et cependant dans ce cas les auteurs ont fait observer que le cadavre ne présentait à l'extérieur rien de notable.

S'il y avait eu introduction d'air pendant l'opération, le malade n'aurait pas vécu 16 heures, autant qu'on peut le présumer d'après le petit nombre de faits authentiques qu'on possède sur cet accident ; d'une autre part, les auteurs n'ont pas mentionné de signes extérieurs de putréfaction comme dans le cas précédent. Quelle a donc été ici la cause de la production du gaz dans les cavités du cœur et dans son tissu ? Il me paraît assez raisonnable de l'attribuer aux actions chimiques développées dans le cadavre sous l'influence, non de la putréfaction, mais de la présence dans tous les organes d'une grande quantité de liquide salin. C'est sans doute aussi à l'énorme quantité de matière injectée, 217 onces, qu'il faut attribuer la conversion du rein gauche de J. Tennant en une tumeur séreuse ; j'aurai occasion de revenir sur ce fait.

§ 8.

FAITS DU DOCTEUR GERDWOOD (D'ISLINGTON).

Sur les sept observations qu'il rapporte, on compte *quatre guérisons* et trois morts. Tous ces cas étaient, comme les précédents, de la plus grande gravité, et l'injection ne fut employée que comme ressource extrême. Je ne reproduirai que les observations qui présentent des particularités intéressantes.

OBSERVATION N° 13.

Injection de 4 pintes et demie (1); très prompte guérison. Légère phlébite.

« Théodore Jones, 45 ans. Pouls presque imperceptible, voix éteinte, crampes très violentes, vomissements et selles continuelles, haleine et langue froides ; tout le corps est couvert d'une sueur froide. On injecte 4 pintes et demie de liquide en 40 minutes. Après l'opération il ne se produit que deux légers vomissements, pas de selle ; quatre heures après, chaleur extrême, agitation, puis un sommeil qui dure deux heures. Le lendemain matin le malade ne se plaignait plus que de faiblesse. *Deux jours après il retourna à son travail*, et au bout de quatre jours il vint me voir ; les jambes étaient légèrement œdématiées ; mais cet œdème céda promptement à l'administration de l'esprit de nitre dulcifié et de la digitale. »

Cette observation m'a paru un remarquable exemple de la promptitude et de la simplicité de la guérison du choléra, après une injection modérée ; elle fait voir en outre que la phlébite qu'on aurait pu considérer comme un grave accident après l'injection n'a été ici, comme dans le cas suivant, qu'un épi-phénomène sans importance.

OBSERVATION N° 14.

Injection modérée ; frisson ; légère phlébite ; guérison.

« Conolly. Le collapsus n'était pas aussi grand que dans le cas précédent ; injection de 2 livres et demie de liquide. Au moment où l'injection fut terminée, il *y eut un grand frisson*, les traits changèrent, les jambes tremblèrent et les dents s'entre-choquèrent violemment ; la peau devint de plus en plus bleue.

(1) 2 litres 54 centilitres.

Néanmoins les crampes, le malaise et les vomissements se dissipèrent, les mains et les jambes se réchauffèrent, et en deux
heures la chaleur avait reparu sur tout le corps. La chaleur
et un peu d'agitation persistèrent durant toute la journée; il y eut
aussi du sommeil de temps en temps; puis le malade se plaignit
de vives douleurs dans les reins, et ces douleurs s'accrurent même
à un tel point qu'on vint m'éveiller à minuit. Des frictions avec
un liniment camphré et le laudanum furent faites sur le dos;
une heure et demie après il rendit, pour la première fois depuis
sa maladie, quelques urines, et les douleurs des lombes disparurent complétement; il conserva de la faiblesse pendant deux
jours, mais n'eut besoin d'aucun médicament, à l'exception
d'un cataplasme au bras pendant trois jours, à cause d'une inflammation légère de la veine que l'on avait ouverte. »

Des sept malades du docteur Gerdwood, miss B... est
la seule qui ait eu une *fièvre secondaire* après l'injection
veineuse ; en analysant les symptômes qui sont énumérés
dans l'observation, je crois que pour ce cas en particulier on peut traduire l'expression de fièvre secondaire
par celle de *réaction comateuse ;* cette malade guérit.

§ 9.

FAITS DU DOCTEUR ADAIR LAURIC,
MÉDECIN DE L'HOPITAL DU CHOLÉRA A GLASCOW.

« Suivant les instructions du docteur Latta, j'ai
injecté de 70 à 150 onces en peu d'heures, et tous mes
malades, au nombre de six, sont morts. Dans ces six
cas, il y eut une amélioration temporaire. J'ai ajouté
dans un cas de l'albumine à la solution saline ; le sérum
du sang dans un autre cas ; dans un troisième, le sérum
humain ; dans un quatrième, j'ai fait la transfusion du

sang ; dans deux autres cas, j'ai injecté de petites quantités de wiskey ; dans deux autres encore, quelques gouttes de laudanum, et cependant tous ont péri. Je commençai à soupçonner que les quantités injectées étaient trop considérables, et je résolus de les réduire à 30 onces en une fois, que l'on pousserait très lentement, en surveillant avec attention l'état de la tête et de la respiration. Avec ces précautions, quatre ont guéri ; mais tant sont morts malgré toutes les précautions que j'ai presque renoncé à ce traitement, le regardant non seulement comme inutile, mais encore comme dangereux ; j'ai fait en tout 26 injections, et n'ai eu que 4 guérisons. »

OBSERVATION N° 15.

Choléra très grave, traité après le rétablissement de la chaleur par deux injections successives, mais qui n'introduisent pas plus de 31 onces ; guérison.

Marie Thompson, 40 ans. A cinq heures du matin, peau froide, voix faible, pouls imperceptible au poignet, très faible aux artères iliaques ; 26 respirations, crampes, vomissements bilieux. On la met dans un lit à vapeur et on lui administre les poudres salines.

Onze heures du matin.—Le pouls et la température sont relevés ; diarrhée et vomissements ; un grain d'opium ; continuer les poudres.

Une heure après midi.—Pouls perceptible, mais qu'on ne peut compter au poignet ; température de la peau assez bonne ; les mains ne sont ni visqueuses ni plissées. Une demi-heure après, 14 onces de la solution du docteur Latta sont injectées lentement par une veine du pli du bras, 2 onces à l'aide de la seringue, 12 onces par le gravitateur de Blumdell. Le pouls devient beaucoup plus fort, 120 pulsations ; il y a de la tendance au sommeil, ce qui empêche de porter l'injection plus loin ; la malade dit qu'elle ne se trouve pas mieux ; cependant elle est plus tranquille.

A deux heures un quart, le pouls est presque insensible, légers vomissements ; point de diarrhée, pas d'urine, joues froides, front chaud, respiration 42. On fait une nouvelle injection de 17 onces ; la respiration tombe à 30 ; le pouls devient distinct 116 ; la malade reste calme, les yeux à demi fermés ; elle se dit soulagée. Cette femme subit une fièvre secondaire d'une forme bilieuse ; elle sortit guérie dix jours après son entrée à l'hôpital.

OBSERVATION No 16.

Injection de 23 onces après le rétablissement du pouls ; guérison.

James Andrews, 22 ans, trois heures du soir. Peau froide, pouls insensible, respiration abdominale, bruyante ; crampes violentes, diarrhée. Le pouls devient sensible dans un bain chaud. A cinq heures, 17 onces de la solution saline sont introduites ; elles relèvent le pouls et endorment la malade à partir de la douzième once.

A sept heures et demie, le pouls devenant faible, on injecte 6 onces.

Dix heures et demie. — La malade s'est endormie immédiatement après la dernière injection et dort encore ; pouls 116, faible ; mains toujours bleues, langue sèche, sentiment de bien-être, pas d'évacuations.

Fièvre secondaire très grave, avec menace de congestion cérébrale ; sortie le neuvième jour.

OBSERVATION No 17.

Cinquante onces injectées en deux fois chez un malade qui a encore du pouls ; guérison.

John Durham, 34 ans. Pouls faible, 132 ; peau froide, sueur abondante, voix faible ; température de la bouche, 30° centig. ; mains bleues. 30 onces de liquide salin sont injectées par la saphène ; le pouls devient plus plein, 116 ; la température de la bouche s'élève à 33° centig. ; le malade se sent mieux et il s'endort.

Deux heures après, une sueur froide et abondante continue à être fournie par toute la peau ; pouls très rapide et très faible ; la température de la bouche a baissé ; une seule selle peu abondante, sanguinolente. Une nouvelle injection de 20 onces relève le pouls et arrête la sueur. Deux jours après, le malade a eu une phlébite dont il a guéri.

Dans les deux cas que le docteur Lauric rapporte ensuite, on voit que l'injection a été faite pendant que les malades étaient dans le bain ; l'un a guéri, l'autre a succombé ; voici les lésions anatomiques que ce dernier a présentées :

« Tête. — Vaisseaux des méninges gorgés ; la coupe du cerveau fait voir beaucoup de points sanguinolents ; il est peut-être un peu mou ; il n'y a pas d'épanchement dans les ventricules.

» Poitrine. — Adhérences pleurales, veines pleines mais non distendues, les poumons sont sains et pèsent 20 onces (1) ; le cœur est flasque, ouvert sous l'eau, il ne laisse pas dégager d'air ; caillot fibrineux dans le ventricule droit, qui contient aussi des caillots noirs ; le ventricule gauche contient une grande quantité de sang noir et coagulé.

» Abdomen. — Foie pâle, ferme, ayant des fissures nombreuses sur ses deux faces ; le lobe gauche a augmenté de volume ; la vésicule est pleine, non distendue ; les canaux sont libres, la bile presque naturelle. La rate

____

(1) En comptant l'once anglaise à 28 grammes 3 dixièmes, ces poumons pesaient 566 grammes.

grosse, longue de 5 pouces, large de 2 pouces 1/2 (1), elle pèse 9 onces (2). L'estomac, d'une grandeur ordinaire, contient quelques onces d'un fluide blanchâtre ; la membrane muqueuse est ferme, d'une coloration naturelle, excepté en quelques points qui présentent de légères ecchymoses. Le petit intestin contient quelques onces d'un fluide blanchâtre ; les membranes sont saines ; il y a un grand développement des plaques de Peyer et des follicules de Brunner. Les reins sont sains, non hyperhémiés ; le bassinet renferme une petite quantité d'un liquide crémeux ; la vessie est vide ; sa muqueuse est vascularisée ; le système utérin offre des vaisseaux très développés ; l'utérus contient une petite quantité de mucus sanguinolent. »

J'ai consigné ici cette autopsie détaillée, que nous a transmise le docteur Lauric, dans le but de faire ressortir les différences qui peuvent exister entre les organes d'un sujet qui a été injecté et ceux d'une victime du choléra qui n'a reçu aucun liquide dans les veines. La tête ne présente rien à noter sous ce rapport ; je ferai seulement remarquer qu'on n'a pas trouvé dans les ventricules la sérosité qu'on s'attendrait peut-être à y voir accumulée après une injection considérable. Le caillot fibrineux signalé dans le ventricule droit se rencontre fréquemment chez les cholériques ; la solution saline n'a pas pu en empêcher la formation. Les poumons n'offrent rien de semblable à ce que nous verrons mentionné plus loin par M. le docteur Bourguignon, et on ne peut objecter ici que les auteurs ont peut-être laissé passer la

(1) 128 mill. de long sur 63 mill. de large.
(2) 254 gram. 70 cent.

lésion inaperçue; car si le poumon eût été gorgé d'eau il eût certainement pesé plus de 20 onces. Mais un organe qui s'est présenté dans cette autopsie avec un aspect différent de celui qu'il revêt chez les autres cholériques, c'est la rate. Tous ceux qui ont fait des autopsies de cholériques morts dans l'algidité, ou dans une réaction de peu de durée, savent, en effet, qu'on trouve ordinairement cet organe petit, ratatiné, fripé à sa surface, ferme, et présentant à la coupe sa trame fibreuse presque vide de boue splénique.

Les ecchymoses de la membrane muqueuse de l'estomac sont presque constantes chez les cholériques qui ont beaucoup vomi, on les trouve surtout près du pylore; mais les arborisations fines de l'intestin sont aussi presque constantes, cependant l'auteur n'en parle pas; serait-ce que leur formation aurait été empêchée par l'introduction d'une grande quantité d'eau dans la circulation? Je suis très porté à le croire, et si l'on demande pourquoi il n'en a pas été de même pour les infiltrations sanguines de la muqueuse stomacale, je crois en fournir une bonne raison, en disant que les nombreuses autopsies que j'ai faites, et dans lesquelles j'ai examiné ces taches rouges à la loupe, m'ont convaincu qu'elles sont formées par une véritable extravasation du sang, suite de la rupture des capillaires de la muqueuse, et souvent du tissu sous-muqueux; on comprend donc que ce sang, qui est hors des vaisseaux, n'ait pu être entraîné par le liquide qu'on y injecte. La solution saline ne paraît pas avoir modifié l'action de la diarrhée cholérique sur les plaques de Peyer, car elles ont été trouvées développées comme elles le sont presque toujours dans le choléra,

je dirais même toujours, si je m'eu rapportais à une cin-
quantaine d'autopsies détaillées que je possède. Enfin
on remarquera que dans ce cas les reins n'étaient pas
hyperhémiés ; or, dans la plupart des cas les reins des
cholériques présentent une injection remarquable qu'on
suit dans les deux substances ; il y a donc là encore une
différence importante.

Voici encore un cas pris dans les observations du
docteur Lauric, et qui nous sera un exemple des effets
produits par l'injection d'une grande quantité de liquide à
la fois.

OBSERVATION N° 18.

« Femme de 40 ans, choléra très intense. A une heure après
midi, on commence à injecter 70 onces de liquide salin ; à 3 h. le
pouls est relevé, la température meilleure et l'agitation calmée.
A 8 h. du soir, les symptômes s'étant aggravés, nouvelle injection
de 40 onces. A 11 h., l'agitation est calmée ; le pouls se fait sentir au poignet, la température s'élève, la face se colore, puis l'agitation devient extrême ; langue sèche, délire et grande anxiété.
Mort à minuit.

» AUTOPSIE 18 h. après la mort. — Il n'y a de lividité sur aucune partie du corps, traits tranquilles et peu amaigris.

» TÊTE. — Vaisseaux méningiens distendus par un sang noir ;
cerveau injecté mou ; ventricules remplis d'un fluide limpide.

» POITRINE. — Système veineux non distendu ; le cœur et les
gros vaisseaux ne contiennent pas plus de sang qu'à l'ordinaire ; le
ventricule droit contient un caillot fibrineux mêlé de caillots rouges. Poumons crépitants, engoués à la partie supérieure.

» ABDOMEN. — Tout le péritoine et la membrane muqueuse des
intestins sont sans injections et ont une couleur particulière d'un
blanc jaunâtre. Le foie est pâle, privé de sang, la vésicule presque vide, la rate petite, très molle, les reins flasques.

Cette autopsie diffère un peu de la précédente ; ici, en effet, les ventricules cérébraux sont remplis de sérosité et la rate est petite ; j'ai peine à comprendre cet état de la rate après une injection d'eau, et il est difficile de faire concorder ce petit volume avec la grande mollesse qu'on attribue aussi à cet organe ; peut-être y a-t-il là quelque négligence dans la rédaction de l'observation. La flaccidité des reins après les grandes injections a déjà été notée dans le cours de ce chapitre. Comme dans le cas précédent, on a remarqué que la séreuse pariétale et viscérale de l'abdomen n'offrait pas les injections plus ou moins fines qu'elle présente le plus souvent chez les cholériques ; on a même remarqué une couleur plus pâle qu'à l'état normal.

Le docteur Lauric, pensant que l'état épais et poisseux du sang pouvait être la cause de l'insuccès des injections, la solution ne s'y mêlant pas, résolut de tirer du sang d'un bras, pendant qu'il ferait une injection dans l'autre.

OBSERVATION N° 19.

Femme de 35 ans. 10 heures du soir. Pouls à peine perceptible, langue et peau froides, évacuations incessantes, figure moite, anxiété, collapsus complet. Bain tiède et injection saline dans le bain ; on ne va pas au-delà de 15 onces. Le pouls devient plein, la face chaude, et la malade sommeille. Une veine du bras opposé est ouverte et l'on tire 5 onces de sang noir et épais. Le pouls devenant plus faible, on répète l'injection de 15 onces, et comme le pouls se relève encore on réitère la saignée de 5 onces. Le pouls faiblit de nouveau, on injecte 9 onces de plus ; durant l'opération la malade se sentait disposée au sommeil ; replacée sur son lit, elle se sentit très faible ; le pouls était à peine sensible, la peau froide ; il n'y avait pas d'agitation. Dans la nuit, le pouls cessa d'être perceptible ; puis la malade s'agita ; elle mourut le lendemain à une heure après midi.

L'auteur termine par des conclusions, qui diffèrent sur plusieurs points des opinions les plus généralement admises sur l'effet des injections et que nous reproduirons en entier.

« 1° *Quantité de l'injection*. Est-ce une pratique sûre d'injecter des livres de liquide à la fois ? Tous les cas dans lesquels j'ai injecté plus de 30 onces en une seule fois ont été mortels ; dans quelques-uns il y a eu des congestions manifestes de la tête et des poumons. Un malade a succombé avec de violents spasmes de la poitrine ; chez un autre les pupilles ont acquis soudainement une énorme dilatation. Que deviennent, se demande-t-on, les fluides quand il ne survient pas de congestions ? Ils s'écoulent par l'estomac et par les intestins. Dans un cas j'injectai 230 onces sans retirer le tube de la veine ; pendant l'opération, la malade vomit abondamment ; elle nous disait : à mesure que vous introduisez de l'eau dans mes veines, elle s'écoule par mon estomac. Je suis sûr qu'elle avait raison. Si les injections doivent faire du bien, le pouls se relève si promptement, que je ne puis m'empêcher de conclure qu'elles agissent comme un simple stimulant, et si nous injectons trop de liquide, ou nous tuons les malades en produisant des congestions, ou nous alimentons la maladie en surchargeant les vaisseaux.

» 2o *Quand l'injection est-elle suffisante ?* Lorsque le pouls est relevé, ou que le malade s'endort, que le pouls soit relevé ou non ; lorsque la respiration est très précipitée, ou qu'une douleur vive se fait sentir dans l'abdomen... Dans le premier cas, parce que l'injection a fait tout ce qu'elle peut faire, et dans les deux autres, parce qu'elle commence à faire du mal.

» *3° Quels sont les cas les plus favorables à l'injection ?* Il me semble que l'injection ne fera de bien qu'après que la violence de la maladie se sera épuisée, la plus grande partie des évacuations s'étant opérée, et avant qu'un collapsus permanent ou que la réaction se soit établi. Si le fluide est introduit dans la circulation tandis que l'économie est en proie au poison du choléra, le sel et l'eau sont évacués avec tout ce qui reste du sérum du sang, et les membranes muqueuses sont lésées parce qu'une plus grande quantité de fluide est obligée de les traverser. D'un autre côté, quand nous tardions trop à employer le remède quelle que fût la quantité injectée, le pouls ne reparaissait plus au poignet ; il devenait trop fort aux iliaques et aux carotides, et si nous persistions, le délire et une irritation redoutable terminaient promptement la scène. Si la réaction a commencé, l'injection est inutile, probablement nuisible.

» *4° Quels sont les effets immédiats de l'injection ?* Le plus commun, à beaucoup près, d'après mon expérience, est *la stupeur* ; le malade s'endort à moins qu'il ne vomisse ; les crampes sont très souvent renouvelées ; une douleur vive, quelquefois déchirante, se fait sentir à l'épigastre, soit pendant, soit après les injections. » Dans les cas qui doivent se terminer favorablement, l'auteur énumère des effets semblables à ceux qui sont reconnus par les autres expérimentateurs.

» L'instrument dont je me sers est le *gravitateur* de Blumdell. »

La plupart de ces opinions du docteur Lauric ne sont pas dépourvues de vraisemblance et quelques-unes sont ingénieuses ; mais il en est aussi qui sont purement hypothétiques. Il suffit de jeter un coup-d'œil sur les observations des autres médecins, pour voir qu'ils n'ont pas signalé les fâcheux effets que le docteur Lauric met sur le compte des injections. Dans les cas les plus désespérés, dans le collapsus le plus complet, on les a vues le plus souvent produire des résultats heureux. il est difficile d'admettre que *la stupeur* soit l'effet immédiat le plus commun de cette opération ; tous les autres observateurs témoignent au contraire d'une excitation plus ou moins durable, et nous présentent le sommeil qu'on a quelquefois observé comme le résultat tout naturel de la cessation des douleurs et de la fatigue du malade. Si, dans un très petit nombre de cas, le malade est resté dans le collapsus après l'injection, on doit seulement en conclure que cette opération a été impuissante à l'en tirer, mais il ne faut pas lui attribuer un symptôme qui est propre à la maladie.

§ 10.

FAITS DU DOCTEUR MILLER.

OBSERVATION N° 20.

Injections produisant à plusieurs reprises de merveilleux effets ; mort trois jours après la première opération.

Miss Evans, 57 ans. Affectée d'une distorsion de l'épine et de lésions organiques dans les viscères du bassin. Yeux enfoncés, peau froide, mains bleues et plissées, pouls insensible : la mort s'approchait rapidement. À 10 h. du matin on injecte 40 onces de solution saline ; avant que l'opération soit terminée, la malade se ranime d'une manière étonnante, les traits se relèvent, le pouls se fait sentir, et elle ressent de la chaleur dans la poitrine. Peu de temps après l'injection, la voix qui n'était qu'un murmure reprit de la force, la lividité de la face diminua, la respiration devint plus naturelle et la poitrine se dilata complétement, une chaleur générale se répandit sur le tronc et les extrémités, et la malade se sentit beaucoup mieux; il n'y avait pas eu de vomissements depuis quelques heures.

PRESCRIPTION. — Eau-de-vie et arrow-root, mixture cordiale et des pilules de camphre, capsicum et opium.

Onze heures. — Léger refroidissement, nouvelle injection de deux livres. Les effets furent presque magiques ; pouls à 120, augmenté dans sa plénitude et dans sa force ; la voix est tellement forte que les paroles s'entendent d'une chambre à l'autre. La malade a une selle aqueuse abondante; elle assure qu'elle serait morte sans l'emploi des injections.

La même opération fut encore répétée trois fois, à des intervalles variables, et chaque fois elle ranima les forces d'une manière très sensible; puis le docteur Miller fut obligé de confier la malade au docteur Toush, qui fit deux autres injections sans obtenir de bons résultats ; la malade mourut le troisième jour après la première injection.

La sœur de cette malade a été traitée de la même manière ; le résultat a été le même. A la suite de ces deux observations le docteur Miller fait remarquer que les deux malades étaient faibles et âgées, et que néanmoins leur existence a été prolongée par l'injection.

OBSERVATION N° 21.

Sujet guéri du choléra par des injections salines abondantes, et succombant à une phlébite sept jours après.

Robert Henderson, 38 ans. — 26 juin, 7 h. 1/2 du soir.

Le pouls a disparu complétement, le corps est froid, couvert d'une transpiration poisseuse; la langue froide, les yeux enfoncés,

On injecte deux pintes de solution saline (muriate de soude 3 gros, carbonate de soude 1 gros, eau 3 livres) ; le pouls reparaît, il bat 90 et devient bientôt plein ; le corps se réchauffe et le malade se trouve beaucoup mieux.

A 10 heures du soir le pouls faiblit ; il y a des vomissements ; nouvelle injection de 1 pinte 3/4, elle produit un résultat pareil au précédent.

A minuit et demi, puis le 27 à 6 heures du matin, deux nouveaux refroidissements ont déterminé la reprise de l'injection, qui chaque fois a été suivie d'un bon effet. La chaleur s'est maintenue durant la journée du 27, et le 28 le malade était mieux sous tous les rapports. Le 29 l'amélioration est encore plus considérable, les urines reparaissent, le ventre est douloureux à la pression ; une inflammation superficielle s'est montrée autour de la petite plaie du bras ; on applique douze sangsues sur le ventre et des cataplasmes sur le bras.

Le 30 l'état général continue à s'améliorer, mais l'inflammation du bras s'est étendue ; une nouvelle application de douze sangsues et l'emploi de topiques émollients ne peut l'arrêter, et le malade succombe le 3 juillet.

A l'autopsie on trouva les veines de l'abdomen et de la poitrine saines ; la veine céphalique du bras droit était très vivement enflammée jusqu'à sa jonction avec la sous-clavière ; le tissu cellulaire qui entourait la veine était rempli d'un dépôt de fibrine, autour duquel on voyait de l'infiltration séreuse ; l'inflammation de la veine s'étendait à un pouce environ au-dessous de l'ouverture qu'on y avait pratiquée. La veine du côté opposé était aussi enflammée jusqu'à trois pouces au-desus de l'ouverture.

§ 11.

Le docteur David Carruthers, de Dundée, a pratiqué une fois l'injection saline, et il a sauvé son malade ; voici l'observation abrégée : Marie Cunningham, 36 ans. Collapsus très avancé ; par la veine basilique, on injecte en une heure et demie trois livres de solution saline. Avant l'opération, la malade était couchée sur le dos, sans pouls; la respiration était lente et difficile; les yeux caves, vitrés, tournés en haut; les paupières à demi fermées et entourées d'un cercle livide; la langue froide, la face violette; tout le corps froid et couvert d'une sueur visqueuse.

Vers la fin de l'injection, le pouls reparut, les yeux perdirent leur aspect vitré, et la chaleur reparut dans tout le corps. Elle resta dans cet état environ trois heures, et alors les effets de l'injection commencèrent à disparaître. J'injectai de nouveau par la même ouverture quatre livres de solution. Peu de temps après, elle commença véritablement à entrer en convalescence, et son état s'est bien soutenu. Deux jours après, elle est accouchée d'un enfant de six mois, mort-né.

§ 12.

Le docteur Thomas Weathcrill, de Liverpool, a fait aussi une injection qui a été couronnée de succès; elle est remarquable par l'énorme quantité d'eau qui a été introduite dans les veines, 30 livres, et prouve que les funestes effets attribués par le docteur Lauric aux injections abondantes n'en sont pas le résultat nécessaire.

Jean Stevenson, 29 ans...... A sept heures du matin, il lui restait peu de temps à vivre; je me déterminai à lui injecter graduellement deux litres de la solution du docteur Latta, par la basilique gauche. La respiration devint aussitôt plus libre; le pouls se releva, et bientôt, en un mot, l'état général fut des plus satisfaisants. Mais une heure et demie après il retomba; la même quantité de mélange fut de nouveau injectée par le bras, et le malade éprouva un soulagement aussi prompt que la première fois,

Deux heures après, il était couvert d'une sueur abondante, avait les extrémités froides et un collapsus complet. Deux autres litres furent encore injectés avec le même avantage; on ajouta encore 2 autres litres et 1/2; le malade rendit alors par l'anus un peu de liquide de couleur jaune pâle, d'une odeur très fétide, et contenant quelques matières dures; dix minutes après, nouvelle évacuation, puis sueur abondante qui mouille toutes les couvertures; agitation; froid général; pouls presque imperceptible. Une quatrième fois, 2 pintes de liquide furent injectées; aussitôt il se ranima et se dit beaucoup soulagé; je remarquai cette fois que la sueur fut brusquement arrêtée par l'injection. Il fallut recourir encore aux injections à deux, puis à cinq heures du soir. *En tout il y eut 7 opérations et 30 pintes de liquide injectées dans l'espace de 13 heures;* les symptômes s'améliorèrent alors si bien, qu'on suspendit les injections; le malade urina dans la nuit, et sa convalescence n'offrit rien de remarquable qu'un hoquet fatigant.

§ 13.

M. BRIQUET, MÉDECIN DE L'HOPITAL DE LA CHARITÉ.

Cet habile observateur, si connu par ses importants travaux de pathologie et de thérapeutique, a pratiqué dans son service d'hôpital un assez grand nombre d'injections; il a toujours attendu pour cela que le malade fût dans l'état le plus désespéré; aussi, loin de s'en prendre à ce mode de traitement du peu de succès dont il l'a vu suivi, il n'accuse que le trop grand retard qu'on a mis à l'employer, et demeure convaincu que dans la période algide il n'y a pas de médication qui donne des effets aussi constants et aussi remarquables que les injections.

La première opération de ce genre qu'il ait faite se trouve consignée avec beaucoup de détails dans son traité du choléra de 1849 (1); en voici l'histoire abrégée.

OBSERVATION N° 22.

« Marie Hamel, 24 ans. . . . . .

» Deux heures après, aucun réchauffement ne s'était opéré, malgré ces diverses excitations. L'algidité était au comble, la malade avait perdu toute espèce de voix et ne s'exprimait plus que par des gestes et des regards suppliants; elle semblait implorer un remède contre l'atroce oppression qui étouffait sa poitrine, et signifiait qu'on la saignât. Quoique persuadé de l'inutilité de la saigné, j'obéis pour ne pas ajouter à ses souffrances celle d'un regret. Je piquai trois veines, et il sortit à peine 30 grammes de sang.

La science m'offrait encore une ressource, je voulus la tenter: je songeai à faire une injection d'eau salée dans les veines que je venais d'ouvrir au bras. Il fallait me hâter; je n'avais à ma disposition qu'une seringue en verre à injection pour l'urètre, laquelle jouait parfaitement. Je pris environ 2 litres d'eau, à la température de 36 à 40 degrés, dans laquelle je fis dissoudre assez de chlorure de sodium pour obtenir une saveur légèrement salée. Après avoir découvert par une incision longitudinale le trajet de la veine céphalique au pli du bras, je commençai l'injection; je fus obligé, vu le peu de capacité de mon instrument, d'introduire à plusieurs reprises le bec de la canule dans la veine; la matière de l'injection pénétrait parfaitement, et la seringue, que je remplissais d'eau salée à chaque reprise pour ne pas y laisser de bulles d'air, se vidait complétement.

(1) Par MM. Briquet et Mignot.

Lorsque 200 grammes de liquide furent injectés, l'agitation de la malade était déjà calmée, et elle paraissait attendre avec confiance. J'arrivai jusqu'à 500 grammes ; alors une modification très sensible pour moi et les personnes qui m'entouraient survint dans l'état de cette femme.

La pauvre agonisante m'indique qu'elle est délivrée du poids qui l'oppressait. Ses lèvres et son visage ont perdu leur teinte violacée et pris une coloration rosée presque vermeille ; les yeux sont moins déprimés et ne nagent plus au hasard dans l'orbite ; son regard se fixe et devient reconnaissant ; sa bouche sourit et sa main nous témoigne sa gratitude ; les lèvres et la langue ne sont point froides ; la voix n'est pas encore rétablie ; le pouls fait toujours défaut.

Je continuai, et je ne m'arrêtai qu'après avoir injecté environ 1,000 grammes. A la dernière poussée, la malade avait été prise d'un frisson avec tremblement des membres et de vomissements bilieux ; mais l'expression du visage était restée la même, *la voix était revenue* et ses premières paroles avaient été : « Je vous remercie, vous m'avez bien soulagée. »

Ces mots nous auraient causé une joie bien vive, si l'absence du pouls et la persistance de la faiblesse des battements du cœur ne nous avaient détournés d'une trop facile espérance. Nous nous éloignâmes après avoir obtenu cette légère amélioration, dans l'intention de recommencer l'injection quelques heures plus tard. Il était midi ; à trois heures, on vint nous dire que les étouffements avaient recommencé, que l'état de bien-être n'avait pas duré plus d'une heure, et qu'une nouvelle injection était réclamée avec instance.

Elle fut entreprise aussitôt ; mais la formation de caillots dans la veine qui avait servi à notre première expérience ayant empêché le liquide de pénétrer, nous nous en tînmes là ; la malade expira quatre heures après la première injection.

Par cette tentative, nous croyons avoir prolongé la vie de la malade ; ce qui est incontestable, c'est qu'elle a diminué la souffrance, changé l'expression du visage et sa coloration cyanique, rétabli un peu la voix et rendu beaucoup plus facile le réchauffement du corps par des linges chauds qui furent appliqués après notre départ.

Autopsie. — La veine céphalique, depuis son ouverture au pli du bras, jusqu'à son embouchure dans la veine axillaire, était occupée aux deux tiers de son diamètre par un caillot noir, mou, peu consistant, sans adhérence avec les parois de la veine exemptes de rougeur. La veine sous-clavière, la veine cave supérieure et l'oreillette droite, étaient gorgées d'un sang noir, grumeleux, cailleboté comme de la gelée de groseilles, à peine fibrineux. Leurs parois étaient d'un rouge vineux et colorées par la matière colorante du sang. Cette rougeur ecchymosique de la face interne des vaisseaux et cette apparence du sang qui ne s'observent qu'exceptionnellement sur des cholériques, nous paraissent dues à la modification apportée dans l'état du sang par l'injection d'eau chargée de chlorure de sodium. La face interne des ventricules était ecchymosée, celle des grandes artères blanche, les chairs du cœur un peu molles; le péricarde contenait quelques cuillerées de sérosité rougeâtre, effet probable de la transsudation cadavérique. Il y avait aussi dans l'oreillette droite 5 à 6 bulles gazéiformes, que nous ne croyons pas devoir rapporter à l'injection, attendu que le sujet n'avait présenté aucuns des symptômes qui sont déterminés par l'introduction de l'air dans les veines.

Poumons très sains.

Un autre travail de MM. Briquet et Goupil (1) contient encore quelques documents. On y lit que les injections ont été pratiquées quatre fois, et chaque fois sur des sujets dont l'algidité était extrême, et qui avaient perdu le pouls et la voix; on n'a d'ailleurs employé ce moyen qu'après avoir vu tous les autres échouer. « Femme âgée, très fatiguée, déjà en période algide depuis la

____

(1) Coup-d'œil sur l'épidémie cholérique au point de vue thérapeutique. (*Bulletin de Thérapeutique* du 30 janvier 1854.)

veille, et apportée à l'hôpital presque moribonde ; la voix était nulle, le pouls insensible, les mains et les bras cyanosés. La malade nous ayant paru, ainsi qu'aux assistants, tout à fait agonisante, nous lui avons fait sur le champ une injection de 500 grammes d'eau salée dans les veines. Immédiatement après l'injection, *le pouls a reparu aux radiales*, comme dans les trois autres cas, et a même présenté une certaine force ; la voix est revenue ; la figure s'est ranimée ; la cyanose a disparu pour faire place à une teinte rosée ; les membres supérieurs et inférieurs, la face et la langue se sont réchauffés ; la malade heureuse, et se croyant arrachée à la mort, nous a remerciés et aurait volontiers accepté une seconde injection.

» *L'amélioration se soutint pendant vingt-quatre heures;* puis les phénomènes d'algidité reparurent ; on fit une seconde injection dont le résultat fut, comme la première fois, tellement satisfaisant, que, douze heures après, nous pûmes espérer sauver la malade ; mais au bout de douze autres heures, pendant lesquelles l'amélioration s'était soutenue, l'algidité reparut et emporta la malade au bout de cinq heures.

» Chez les deux autres malades, également presque mourantes, l'amélioration momentanée fut tout aussi notable, mais elle ne fut que passagère, et l'algidité reparut au bout de six et de neuf heures.

» Il était curieux de rechercher sur les veines du bras et sur le sang quel avait été l'effet de l'injection. Chez la première malade, les deux injections avaient été poussées par la même veine, et avec d'autant plus de difficulté, que c'était la première fois que nous faisions cette opération. La veine médiane céphalique contenait un caillot rougeâtre ; ses parois étaient dépolies, un peu injectées dans l'étendue de 8 centigr. Au-delà, les veines céphalique, axillaire, sous-clavière et cave supérieure, étaient parfaitement saines. Peut-être cette phlébite doit-elle être attribuée, non à l'injection, mais à ce que la canule dont nous nous étions servis la première fois était en platine (1), et s'était échauffée à tel point, qu'elle produisait sur la main de l'opérateur, comme à la malade, une sensation pénible de chaleur et presque de brûlure ; la canule d'argent n'a pas reproduit cet accident. Les veines médiane, céphalique, axillaire, sous-clavière, et cave supérieure des deux autres malades étaient parfaitement saines. Le sang contenu dans ces veines était assez fluide, sans caillots ; dans le cœur droit seulement, on a trouvé un caillot légèrement fibrineux. »

« Revenant sur ce sujet à la page 58 du recueil indiqué, les auteurs exposent leurs vues sur l'utilité des injections salines, et terminent par quelques conseils pratiques.

« Pour tous ceux qui ont bien observé l'état algide avant et après la mort, il est bien certain qu'il y a là une sorte d'asphyxie. Le sang, privé d'une partie de son eau, a pris une consistance de gelée ; il ne coule plus dans les veines (on peut voir dans les analyses du sang faites en 1849 par MM. Briquet et Mignot que la quantité d'eau avait diminué de 1/7 ou de 1/8, et que cette quantité avait été remplacée par des sels et de l'albumine) ; il faut absolument rendre de la fluidité au sang ; on y

____

(1) Voir le mode opératoire.

arrive de deux manières, soit en pratiquant des saignées, soit en introduisant de l'eau dans le sang.

» Quelques médecins d'une grande expérience ont recommandé la saignée; l'un de nous a expérimenté ce moyen en 1849, et il croit en avoir précisé la valeur. On ne peut, quoi qu'on fasse, tirer que 100 à 200 grammes de sang. Cette extraction est très lente et très difficile; il faut s'adresser à plusieurs veines pour obtenir cette quantité. Or, qu'est-ce que 150 grammes de sang? c'est ce qui se trouvait dans l'avant-bras saigné; celui du reste de l'économie n'en ressent guère l'influence. Aussi, sous le point de vue de la liquéfaction du sang, l'influence de la saignée est nulle.

» L'injection de l'eau dans les veines n'est pas sujette au même reproche; quand on injecte 5 ou 600 grammes d'eau on a la certitude que le sang du côté droit du cœur est fluidifié, et il y a lieu de supposer qu'en passant à travers les poumons il a conservé cette fluidité, par conséquent, qu'il est encore dans des conditions qui lui permettent de couler dans les veines pulmonaires et de ne pas provoquer l'asphyxie, et par suite l'algidité. Nous savons bien que ce n'est qu'un palliatif; mais nous croyons qu'on pare ainsi à ce qui presse le plus. Cependant c'est déjà quelque chose que de faire revenir le pouls, la chaleur et la force. Aussi pensons-nous que si l'on injectait graduellement, soit en une seule fois, soit à plusieurs reprises, une quantité d'eau plus grande que celle que nous avons injectée, on pourrait s'attendre à des effets plus durables. Nous fondons notre croyance sur l'amélioration prolongée qui s'est produite chez la malade à laquelle nous avons fait deux injections. Ainsi donc, nous proposons d'injecter en une première fois 800 à 1,000 grammes d'eau, et de répéter l'injection toutes les fois que l'algidité reparaîtra.

» Nous engageons à ne se servir que d'une très petite quantité de chlorure de deutoxyde de sodium, de façon que la solution ait une saveur très légèrement salée. Il serait possible qu'une plus grande quantité de sel fût stimultante pour les veines, puisqu'une fois nous avons vu une phlébite de la médiane. Comme cette opération se fera toujours extemporanément, on ne pourra guère la faire qu'avec des substances qu'on a sous la main.

» Enfin, il y a quelques difficultés d'exécution desquelles le praticien doit être prévenu. Les veines des bras sont souvent petites, et l'état algide les amoindrit encore, de sorte qu'on a de la peine à faire une première injection, et qu'une seconde sera le plus souvent impossible, et alors faudra-t-il faire l'injection par la jugulaire ou par quelque autre veine assez large ? Nous laissons la question à décider à ceux qui viendront après nous.

» En définitive, nous avons regretté de n'avoir pu pousser plus loin nos tentatives sur les injections, et nous engageons fortement à cette ressource ultime quand tous les autres moyens ont échoué. Nous ne serions pas étonnés que d'autres fussent plus heureux que nous, car nous croyons que l'infusion de l'eau dans les veines est le remède de l'algidité, comme l'opium et l'ipécacuanha le sont des périodes qui la précèdent. »

Je tiens de M. Briquet que les nouveaux cas d'injection qu'il a eu occasion d'observer depuis la publication de ce dernier travail n'ont rien changé à l'appréciation qu'on vient de lire, et n'y ont non plus rien ajouté d'important.

La quantité conseillée par MM. Briquet et Goupil ne diffère pas sensiblement de celle que le docteur Lauric regardait comme la plus avantageuse, 30 onces ; elle est de beaucoup inférieure à celle qu'employait Latta. Quant aux difficultés d'exécution dépendant du calibre trop petit des veines du pli du bras, je ne les ai point rencontrées, et suis persuadé que les veines de cette région ont presque toujours un diamètre suffisant quand on prend, pour les isoler les précautions dont j'ai usé moi-même.

<h2 style="text-align:center">§ 14.</h2>

FAITS DE M. BOURGUIGNON, MÉDECIN DU BUREAU CENTRAL.

Pendant qu'il remplaçait M. Briquet à la Charité, M. Bourguignon a fait deux injections sur deux malades dont la mort lui paraissait inévitable et prochaine. Dans le premier cas, il a introduit 150 grammes d'une solution de 1 gramme de soude dans 500 grammes d'eau ; dans le second, 100 grammes seulement de la même solution. Ces opérations ne lui ont paru apporter aucun changement dans l'état des malades, qui ont succombé peu d'heures après. Il injectait avec lenteur, s'arrêtant de temps en temps ; en reprenant l'injection, il a éprouvé une résistance considérable, comme si des caillots faisaient obstacle à la progression du liquide.

A l'autopsie, M. Bourguignon a trouvé les poumons résistants, peu crépitants, et fournissant quand on les incisait *un suintement très abondant de liquide spumeux ;* il attribue cet engorgement aqueux du poumon à l'injection, et pense qu'il a peut-être hâté la mort. Dans l'un des deux cas la veine injectée a présenté à sa surface interne quelques rougeurs disséminées.

L'engorgement aqueux signalé par M. Bourguignon, qui a bien voulu me fournir ces renseignements, est assurément un fait exceptionnel, car je l'ai recherché avec soin dans toutes les autopsies que j'ai pu recueillir, et ne l'ai point vu mentionné, bien que la quantité d'eau injectée ait été beaucoup plus considérable que dans les deux cas précédents. On comprend d'ailleurs que si cet engorgement était la conséquence directe des injections, on pourrait y voir une grave objection à l'innocuité de ces opérations ; mais, je le répète, les autres observateurs n'ont raconté rien de semblable ; le plus souvent ils ont trouvé les poumons très sains.

CHAPITRE IV.

A la page 107 de la *Gazette des Hôpitaux*, 1832, on trouve une lettre de Blandin sur le choléra ; elle se termine ainsi : « Je crois que le traitement de la dernière période doit avoir pour but la modification du sang, dont l'altération est portée alors au plus haut point. C'est aussi d'après ces idées et dans cette vue que j'ai essayé *la respiration de l'oxygène ;* mais je n'ai pas eu à m'en louer beaucoup ; je l'ai abandonnée. J'essaie maintenant le protoxyde d'azote injecté dans les veines ; je ne puis rien dire encore à cet égard, mais aussitôt que j'aurai un nombre de faits suffisant, je m'engage à vous les faire connaître. »

En vain, j'ai feuilleté ce journal pour y chercher la suite de cette communication de Blandin ; il m'a été de même impossible de trouver dans aucun autre ouvrage des renseignements détaillés sur ces injections extraordinaires ; on doit peut-être en conclure que les résultats n'auront pas été assez encourageants pour engager Blandin à continuer ses expériences et à les livrer au public. Quoi qu'il en soit, voici ce que dit à ce sujet M. Bouillaud, l'éminent professeur de la Faculté : « Tout récemment encore, M. Blandin vient de pratiquer ces injections ; le malade semblait s'en être assez bien trouvé ; il n'était pas toutefois hors de danger. » On lit en note : « au moment où je corrige cette feuille, j'apprends qu'il a succombé. J'avoue, ajoute M. Bouillaud,

que ce genre de thérapeutique ne m'inspire pas beaucoup de confiance ; cependant les expériences sont trop
peu nombreuses pour qu'on puisse savoir à quoi s'en
tenir au juste sur leurs résultats.

M. Ebriard, alors élève en médecine, a proposé (1)
l'injection dans les veines d'un sang oxygéné, de la même
espèce que celui de l'homme, et dont les globules se-
raient du même diamètre ; je ne sache pas que cette
idée ait encore été mise en pratique.

(1) *Gazette des Hôpitaux* 1832, page 292.

DEUXIÈME PARTIE.

—————

DES INJECTIONS VEINEUSES PRATIQUÉES DANS LE BUT D'INTRO-
DUIRE DIRECTEMENT LES MÉDICAMENTS DANS L'ÉCONOMIE, ET
DE SUPPLÉER AINSI A L'ABSORPTION QUI N'A PLUS LIEU CHEZ
LES CHOLÉRIQUES ALGIDES.

Lorsque je composai ma thèse pour le doctorat, je
crus être le premier à signaler bien nettement la perte
de l'absorption des médicaments dans le choléra grave;
depuis, en m'imposant l'obligation de lire avant de ré-
diger ce travail tous les auteurs originaux que je pour-
rais me procurer, j'ai acquis la conviction que le silence de nos auteurs classiques à cet égard m'avait
induit en erreur, erreur partagée d'ailleurs par les médecins érudits dont j'avais réclamé les lumières. Çà et
là j'ai trouvé disséminés dans cette multitude d'ou-
vrages auxquels les épidémies de choléra ont donné
naissance, des faits curieux, des aperçus pleins d'origi-
nalité qui mériteraient peut-être d'être tirés de l'oubli
et de trouver place dans les traités didactiques. Mais

quelle n'a point été ma surprise de rencontrer mes idées sur l'absorption des médicaments dans le choléra, non seulement émises par le chimiste russe Hermann, mais encore développées et presque dans les termes que j'ai employés moi-même, par le célèbre et infortuné chirurgien de Montpellier, Delpech !

En parcourant son livre (1), riche d'idées neuves, hardies et fécondes peut-être en applications utiles, je demeurai stupéfait de l'identité de nos appréciations sur la valeur des médicaments donnés dans le choléra et sur les conséquences qui découlent de leur inertie. Il est bien vrai que Delpech n'a pas fait de la non-absorption des médicaments l'objet d'une étude spéciale, capable, comme celle à laquelle je me suis livré, de porter une vive lumière sur ce sujet et d'entraîner les convictions ; il est bien vrai que c'est plutôt de sa part une opinion résultant de quelques vagues observations, qu'un fait scientifique parfaitement établi ; il est bien vrai encore que Delpech n'a pas, comme je l'ai fait, étendu cette perte de l'absorption à la peau, au tissu cellulaire et à la véssie ; mais ces différences n'en laissent pas moins subsister l'identité de l'idée fondamentale.

Aussi, jaloux de ne point ressembler aux impudents qui se parent effrontément de la dépouille d'autrui, ou aux habiles qui savent se faire décerner et recevoir sans rougir des éloges qu'ils n'ont pas mérités, je m'empresse de signaler Hermann et Delpech comme les premiers auteurs qui aient conclu à la non-absorption des mé-

(1) Étude du choléra-morbus en Angleterre et en Écosse pendant les mois de janvier et de février 1832.

dicaments dans le choléra, et plus fermement convaincu
qu'eux-mêmes, peut-être, de la réalité et de la haute
importance de ce phénomène, je suis heureux de pouvoir revendiquer pour eux le mérite de sa première
découverte.

Si la priorité m'est enlevée par ces illustres devanciers, j'avoue qu'il me restera bien encore quelque
satisfaction de m'être ainsi rencontré sur le terrain de
la science avec une des illustrations de la chirurgie
française, et de penser que si je n'avais à mon tour
signalé la perte de l'absorption chez les cholériques,
le travail de Delpech n'aurait probablement pas été
tiré de l'oubli.

§ 1ᵉʳ

OPINION DU DOCTEUR HERMANN DE MOSCOU.

Voici le remarquable passage que j'ai extrait de la
page 28 des analyses chimiques : « La cause prochaine
de la mort des malades du choléra est l'épaississement
du sang qui empêche sa circulation. Je dois cependant
appeler l'attention sur ce que la décomposition du sang
(vu la force médicatrice de l'organisme animé) ne pourrait cependant pas avoir lieu si rapidement, si le canal
intestinal remplissait ses fonctions. Cette rapide décomposition du sang qui menace si éminemment la vie, par
une soustraction d'eau presque pure, doit donc faire admettre :

« *Que la capacité d'absorption du canal intestinal est, pen-*
« *dant le choléra, absolument paralysée.* »

» C'est par là qu'est caractérisée la maladie du choléra. Si la capacité d'absorption du canal intestinal

n'était pas dérangée, le choléra ne se distinguerait pas des diarrhées et des vomissements ordinaires, pendant lesquels le sang perd aussi une partie de son liquide ; mais alors........... les vaisseaux absorbants du canal intestinal prennent rapidement aux boissons autant de liquide qu'il en faut pour rétablir la composition du sang ; tandis que, dans le choléra, *il n'y a pas de digestion ni d'assimilation.* »

L'auteur donne comme preuve de ceci une analyse chimique qui lui a fait reconnaître dans les selles d'un cholérique la soude qu'on venait de lui faire boire en solution dans l'eau.

§ 2.

OPINIONS ET OBSERVATIONS DE DELPECH.

A la page 11 de son livre on lit : « Pour me démontrer qu'il ne fallait pas compter sur une prétendue tolérance pour de hautes doses de médicaments, notamment d'opium, dans le choléra, le docteur Russel m'a raconté que l'un des médecins sour ses ordres, à Calcutta, ayant donné d'abord 10 grains d'opium, et deux heures après autant, à une jeune personne affectée de choléra, la malade ne succomba pas à la première période de la maladie ; *mais quand la réaction fut établie, elle périt avec les symptômes du narcotisme.*

» Le docteur Barry m'a raconté des histoires d'empoisonnement consécutif par le calomel donné à de grandes doses pendant la période de froid, lesquelles étaient demeurées inertes jusque-là, *et qui ont emporté les malades lorsque la réaction a été rétablie et que le médicament a pu agir.*

» Ces faits démontrent clairement ce que je pense depuis longtemps : que l'inutilité des médicameuts pris par la bouche *vient de ce qu'ils ne sont pas absorbés tant que durent les évacuations;* on voit clairement démontré ce que j'avais pensé, que ces médicaments, s'ils ne sont pas expulsés par les déjections, demeurent inertes dans l'estomac et dans les intestins. Ils peuvent agir plus tard, et le moment n'est pas opportun. Ils sont peut-être de la sorte pour leur part dans la production du typhus consécutif que l'on a observé si souvent en Russie, c'est-à-dire de l'état fébrile, avec congestion de la tête et méningite, maladies qui ne peuvent être que très graves dans l'état où les choses ont été mises par les déjections ruineuses du choléra. »

Le livre de Delpech contient encore plusieurs passages dans lesquels l'idée de la non-absorption est reproduite ou même développée ; il me suffit d'y renvoyer le lecteur; je passe de suite aux opérations qui ont été la conséquence de cette idée.

OBSERVATION N° 23.

Andrew Gibson, 40 ans, ... à trois heures, face jaune-bleu, froide; traits affaissés ; yeux connivents ; paupières et contour des orbites plombés ; langue tiède, humide et couverte d'un enduit blanc-jaunâtre ; ventre soulevé, rénittent; région de la vessie douloureuse au toucher; pas d'urine ; respiration rare et suspirieuse ; la colonne d'air expiré est froide; agitation fréquente, inquiétude; soif vive; *voix éteinte;* présence d'esprit; sens intègres; pouls petit, confus, faible, 140, souvent imperceptible; peau affaissée dans la paume des mains, corruguée et sans élasticité à leur région dorsale; sueur générale froide et visqueuse; la circulation des veines se maintient, quoique ces vaisseaux soient effacés.

A 3 heures 38 minutes, ouverture de la veine médiane droite ; il s'écoule du sang très noir et dense ; on engage le long d'un stylet la canule du phlœbitœnème (cloche à injection) ; les clefs étant ouvertes, la colonne de liquide pénètre sans reflux ; on introduit de la sorte 70 pouces cubiques français d'eau à la température de 29° R., chargée de 40 gouttes de laudanum liquide de Sydenham. A 3 heures 54 minutes, le pouls est inégal à 120, et souvent confus ; à 3 heures 56, l'injection est terminée. Peu après, pouls plus petit et plus confus ; cependant le malade *parle*, change de position avec assurance, demande à boire, et avale la boisson sans difficulté ; la colonne d'air expirée est plus froide et la respiration plus rare ; frictions sèches et alcoolisées faites avec force. Le docteur Costes reste dans le village pour observer le malade.

OBSERVATION N° 24.

« Ann Stewart, 44 ans. . . . . 7 février, 5 heures un quart. Le pouls plus petit, plus faible, irrégulier à 72 ; les mains froides et corruguées ; les lèvres et la face bleues ; l'air expiré moins chaud ; la face, surtout au front, couverte d'une sueur froide ; la langue se refroidit ; cependant la voix se conserve, aussi bien que l'intégrité des sens ; elle a soif et boit avec assurance. A 5 heures 20 minutes, on ouvre la veine médiane du bras droit ; il s'écoule du sang très noir et dense ; on introduit la canule du phlœbitenème ; l'injection commence à 5 heures 26 minutes ; elle est faite de 68 pouces français d'eau à 32° R., chargée de 40 gouttes de laudanum de Sydenham et de 15 gouttes d'esprit de camphre ; elle s'accomplit sans difficulté. On remarque, comme dans le cas précédent, que le liquide pénètre par moments intermittents, et répondant aux mouvements d'expiration.

» Pendant l'injection, 5 heures 28 minutes, le pouls est à 84 ; à 5 heures 32, le pouls plus consistant est à 80 ; respiration plus lente mais libre et bonne ; *le malade se plaint de vertiges* ; on cesse à l'instant. A 5 h. 36 minutes, pouls plus plein, plus consistant et à 82 ; respiration plus fréquente. . . . . . . même température du corps ; la sueur froide continue. Prescription : une pilule de 13 centigr. de camphre, de deux en deux heures ;

sinapismes promenés de deux en 2 heures sur les membres et sur le corps ; de l'eau alcoolisée pour boisson. »

Voici le rapport du docteur Costes, daté du 8 janvier :

« Andrew a survécu quatre heures à l'injection qu'il a subie ; le peu de changements que son état a présentés permet de croire que cette opération a été pratiquée à une époque trop avancée de la maladie pour avoir une influence quelconque ; il s'est affaibli progressivement, et a succombé au bout du temps où la mort avait paru probable d'après la gravité de son état.

» Ann a été *assoupie* depuis l'injection ; son corps s'est *réchauffé* ; sa peau s'est couverte de sueur chaude et son pouls a conservé la consistance qu'il venait d'acquérir ; l'assoupissement est léger, elle en sort à la moindre question, et répond juste sans hésiter. A huit heures la sueur chaude est générale et devient abondante ; la *température du corps est élevée* ; les crampes et les douleurs de l'épigastre ont entièrement cessé. *Depuis l'injection la malade se sent dans un bien-être parfait.* Cependant le pouls devient petit et plus fréquent, il est bientôt à 98 ; l'haleine est tiède. A 9 h., l'état est le même ; les sueurs et le repos persistent, mais la faiblesse est la même. Cet état se prolonge, mais avec un affaiblissement progressif jusqu'à deux heures du matin : alors elle expire.

» D'après la marche des symptômes, il était aisé de prévoir que la maladie tendait à la fin la plus rapide. A cinq heures les évacuations avaient cessé, et les crampes étaient extrêmement fréquentes et violentes ; les forces étaient alors tellement épuisées, qu'il était évident que la malade n'avait plus que quelques heures à vivre. Les médecins du pays, accoutumés à observer et à pronostiquer, ont été fort étonnés de voir cette femme prolonger son existence pendant dix heures encore et succomber enfin dans la plus parfaite quiétude. Cette scène et son dénouement me portent à croire que l'épuisement des forces par les évacuations séreuses avait été porté trop loin pour que rien pût réussir.......... Les crampes ont cessé aussitôt que l'injection a été faite; le retour de la chaleur à la surface, et l'établissement de la sueur générale, chaude et persévérante, ont démontré que l'ordre des fonctions était entièrement changé ; et il y a si loin des conditions établies par l'injection à celles qui constituent la maladie, qu'il est très probable que si cette opération avait pu être pratiquée deux ou trois heures auparavant, la malade aurait pu être sauvée. »

A la page 250, on lit enfin : « A Musselburgh, j'ai injecté de l'opium dans les veines d'une femme affectée de choléra très avancé, mais horriblement tourmentée par des douleurs épigastriques, des vomissements pénibles et des crampes violentes. La maladie ne fut pas arrêtée, elle ne pouvait pas l'être, *mais les souffrances furent calmées à l'instant.* »

Quelle a été l'action du laudanum dans ces trois cas empruntés à Delpech ? Il ne me paraît pas possible de le déterminer d'une manière rigoureuse. Dans la première observation, nous voyons bien un soulagement incomplet ; dans les deux autres, il est hors de contestation que le soulagement a été aussi rapide que satisfaisant ; mais ce résultat doit-il être attribué au laudanum en particulier, ou faut-il le confondre avec les effets des injections en général? Là gît la difficulté, car dans les observations de Latta et de ses imitateurs nous avons déjà remarqué des exemples aussi frappants d'un soulagement non moins merveilleux. Dans beaucoup de maladies aiguës le laudanum doit être porté à des doses élevées pour déterminer des phénomènes de narcotisme; en outre, l'absorption de ce médicament, surtout à des doses moyennes, n'a pas de signe caractéristique, certain et facile à saisir, comme cela a lieu, par exemple, pour la belladone; il en résulte que le laudanum n'est pas une substance bien favorable à la recherche des effets physiologiques des médicaments introduits dans les veines des cholériques. Je sais bien que dans l'observation d'Ann Stewart on pourrait peut-être revendiquer pour le narcotique les vertiges, puis l'assoupissement et la cessation instantanée des douleurs; mais l'action que je veux mettre en évidence n'a pas besoin de ces faits controversibles; je l'ai déjà signalée plusieurs fois dans la première partie; j'espère la mettre hors de toute contestation dans les observations qui me sont propres.

§ 3.

FAIT DE M. MAGENDIE.

Page 208 (1): « Chez une cholérique dans la période algide, sans espérance, j'ai tenté, comme un moyen d'excitation, d'injecter une certaine quantité d'alcool camphré étendu d'eau. Si une semblable injection était faite chez un individu bien portant, les effets de l'empoisonnement par le camphre se montreraient d'une manière extrême

____

(1) Leçons sur le choléra.

il serait dans une agitation extraordinaire, aurait des soubresauts, des mouvements des plus énergiques, comme cela arrive chez les animaux.

» En effet, si l'on injecte deux grains de camphre dans les veines d'un chat, il fait des bonds de six pieds de haut.

» Chez cette femme j'ai introduit la totalité de mon injection qui contenait un demi-gros de camphre. Il ne s'est pas manifesté le moindre signe de l'action de cette substance sur le système nerveux; d'où je conclus que le système nerveux est dans tout autre condition que dans le choléra ordinaire; c'est un fait important que je chercherai à vérifier, *à savoir si dans l'état de choléra algide le système nerveux est insensible à l'effet des médicaments.* »

A la page 135, M. Magendie, parlant encore de cette expérience, avait dit : « Nous n'avons remarqué sur cette femme aucune action de la part du camphre; *seulement nous en avons reconnu l'odeur dans l'air expiré.* »

C'est-à-dire qu'évidemment dans ce cas l'injection a remplacé l'absorption du médicament, en portant, comme l'aurait fait cette fonction, le camphre dans les poumons.

Déjà, sans doute, le lecteur a fait quelques objections aux prévisions de l'illustre professeur sur les effets de la substance qu'il injectait; il est loin, comme on le sait, d'être démontré que le camphre produise cette agitation extraordinaire et ces mouvements énergiques; très souvent, au contraire, le camphre a une action sédative des plus manifestes, et c'est même la plus fréquente; c'est d'ailleurs un des médicaments qui présentent le plus de variations dans leurs effets, suivant les doses et suivant les sujets; aussi peut-on, à bon droit, ne pas regarder comme certain que le camphre injecté dans les veines d'un homme doive produire des résultats analogues à ceux qu'on observe après son injection dans les veines d'un chat.

Qu'il me soit permis de faire remarquer en passant comment le savant professeur du collége de France expliquait l'inertie des médicaments dans le choléra : pour lui, c'est le système nerveux qui est insensible à leur action ; car il est persuadé que l'absorption persiste et il s'en explique très clairement à la page 97 de ses *Leçons sur le choléra.*

Pour nous, au contraire, les médicaments restent inertes parce qu'ils ne sont pas absorbés; s'ils l'étaient, le système nerveux réagirait plus ou moins sous leur influence ; en voici la preuve en deux mots : la belladone que l'on administre par l'estomac ou le rectum à un cholérique algide n'a pas d'action sur ses pupilles; la belladone que j'injecte dans les veines dilate les pupilles au bout d'une minute et demie; donc le système nerveux n'est pas insensible à l'action de cette substance; mais c'est le défaut d'absorption qui, dans le premier cas, empêchait le signe physiologique de se produire.

§ 4.

OBSERVATIONS DE L'AUTEUR.

Convaincu, par de nombreuses expériences, de la complète inutilité des médicaments introduits par les voies ordinaires, j'ai pratiqué pendant mon internat à l'hôpital Necker neuf injections médicamenteuses dans les veines des cholériques; une autre a encore été faite par M. Topinard, élève des hôpitaux aussi plein de zèle que de savoir, et que le dernier concours a promu à l'internat.

Avant d'exposer les faits, je dois faire observer que presque toutes ces opérations ont été pratiquées dans des cas tout à fait désespérés, alors que le corps était froid, que le pouls avait disparu, que pas une gouttelette de sang ne se montrait dans l'incision, que la section de la peau et des filets nerveux ne provoquait plus la moindre douleur; alors, en un mot, que la cadavérisation était commencée, quelquefois même presque achevée; on ne s'étonnera donc pas que les injections n'aient point ramené tous les malades à la vie. Et quel est celui qui n'eût pas craint comme moi de s'aventurer imprudemment dans un terrain encore inexploré, et qu'on a toujours dépeint comme semé de grands dangers ? J'attendais donc l'approche du moment suprême, de manière à n'avoir point à me reprocher d'avoir hâté la fin du malade ; je commençais par des doses extrêmement faibles, dans la crainte de me trouver soudainement aux prises avec des effets inattendus et que je n'aurais pu conjurer. C'est peut-être à cette timidité qu'il faut surtout s'en prendre de l'absence des signes physiologiques dans les premiers essais ; mais nous verrons en les exposant que d'autres circonstances n'y sont probablement pas non plus étrangères.

Je diviserai ces observations en deux groupes ; le premier comprendra les cas dans lesquels l'injection n'a été suivie d'aucun effet appréciable ; le second, plus nombreux, ceux qui ont présenté des signes physiologiques tranchés. La plupart de ces faits parleront d'ailleurs assez d'eux-mêmes pour qu'il ne me soit pas nécessaire d'insister beaucoup sur ce qu'ils offrent de remarquable.

OBSERVATION Nº 25.

Choléra algide ; trois milligrammes de sulfate de strychnine injectés dans la veine céphalique une heure et demie avant la mort ne donnent aucun résultat. Des frictions faites sur les paupières avec de l'extrait de belladone n'ont pas dilaté les pupilles.

Pinardon (Louis), 16 ans, maçon, rue de Sèvres, venu du département de la Creuse à Paris il y a quatre mois, a eu plusieurs fois la diarrhée depuis cette époque.

Hier, 25 juillet, il a été pris d'une diarrhée séreuse très abondante ; il a continué son travail ; mais dans la nuit la diarrhée a persisté, des vomissements aquèux s'y sont joints à minuit, et à cinq heures des crampes atroces se sont fait sentir dans les pieds et dans les mains. On l'apporte à Necker à sept heures et demie ; il présente alors les symptômes suivants : crampes incessantes dans les orteils, les mollets et le ventre ; elles arrachent des cris et provoquent une grande agitation ; face plombée, très fraîche ; pupilles petites ; trouble de la vue ; vertiges pendant qu'on le couchait ; langue froide, blanche ; soif insatiable ; membres terreux, froids et visqueux ; on ne sent pas le pouls radial ; le pouls huméral est très petit et bat 70 ; les battements du cœur sont comparativement très forts ; la peau du ventre et de la poitrine est chaude, mais couverte de sueur visqueuse ; selles en tout semblables à de l'eau pure ; les vomissements se sont arrêtés depuis l'entrée à l'hôpital ; pas d'urine depuis la nuit ; ventre douloureux à la pression.

Le malade est entouré de boules chaudes ; on frictionne ses membres inférieurs avec de l'eau-de-vie chaude et camphrée ; les crampes cessent aussitôt et le malade paraît alors assoupi ; ses yeux se convulsent ; on ne peut le tirer de ce sommeil comateux. Je frictionne les paupières pendant cinq minutes avec 50 centigr. d'extrait de belladone pour chacune ; puis j'applique sur la face palmaire de l'avant-bras droit, froid et visqueux, un vésicatoire grand comme une pièce de deux francs.

Un quart d'heure après la friction les crampes reparaissent dans les orteils; alors je pratique au pli du coude une incision transversale qui découvre la veine médiane céphalique, qui parait petite et si blanche que les assistants pensent qu'elle ne contient pas de sang; il s'en écoule à peine deux ou trois gouttes au moment de son ouverture, et j'injecte une solution de **3 milligr.** de sulfate de strychnine dans 5 grammes d'eau; il est dix heures moins vingt; cinq minutes après il n'y a aucun signe de l'action de la strychnine; les battemens du cœur sont moins forts qu'il y a une demi-heure. A dix heures et demie, un vomissement très abondant, tout à fait aqueux; les pupilles ne sont pas encore dilatées. A dix heures trois quarts une selle claire comme de l'eau; puis les crampes reparaissent dans les orteils; on frictionne avec de l'eau-de-vie; pas de contracture; je fais parler le malade de temps en temps pour m'assurer de l'état de ses muscles massé-ters. A onze heures je quitte le malade; la religieuse qui l'a observé jusqu'à sa mort survenue à midi n'a rien constaté autre chose que des vomissements nombreux, un affaissement profond et un refroidissement très sensible; il s'est éteint sans faire de mouvements.

A l'autopsie il a été facile de reconnaître que les pupilles n'étaient pas dilatées; que l'épiderme à l'endroit du vésicatoire n'était nullement soulevé, mais un peu plus facile peut-être à détacher par une friction rude. La petite incision du pli du bras contenait un peu de sang desséché; on en trouvait aussi dans les cinq premiers millimètres de la veine qui avait servi à l'injection, mais c'était bien du sang desséché et non pas un caillot. Tout le reste de cette veine avait l'aspect le plus naturel, pas la moindre injection, pas la plus petite quantité de sang dans son intérieur. Une large anastomose transversale entre la céphalique et la basi-lique est parfaitement saine, ainsi que cette dernière veine elle-même ouverte dans toute sa longueur.

Le péricarde est un peu poisseux à l'extérieur; à l'intérieur il présente quatre cuillerées de sérosité rougeâtre; le cœur contient un sang excessivement liquide, couleur pelure d'oignon comme de vieux vin, et sans caillot. La putréfaction, déjà avancée par une forte chaleur, empêche d'examiner les autres viscères.

OBSERVATION N° 26.

Choléra algide très cyanique; un centigramme de sulfate de strychnine injecté une demi-heure avant la mort ne donne pas de signes physiologiques de son action.

Salle Sainte-Thérèse, n° 14, femme Cordier, 31 ans, couturière, rue du Mont-Parnasse, a été apportée dans la journée du 3 août; elle était glacée; on lui a fait une friction générale avec de l'eau-de-vie chaude, puis on lui a mis des sinapismes. Je la vois à 4 heures, et ne peux obtenir aucune espèce de renseignements sur les antécédents. Je constate que la face est *bleue*, les oreilles et les lèvres presque noires, les mains aussi très cyanosées, les paupières fermées, les conjonctives injectées. Il y a tantôt une grande agitation pendant laquelle la malade fait entendre des cris étouffés, et veut se lever, tantôt un affaissement profond, au milieu duquel l'intelligence est pourtant assez nette; la malade ne répond que par quelques signes de tête aux questions que je lui adresse; je crois comprendre qu'elle est prise depuis cinq jours, et qu'elle a eu beaucoup de crampes et de vomissements. La langue est blanche et très froide, ainsi que l'haleine et les mains; les frictions, les boissons chaudes et les sinapismes n'ont pas modifié la température du corps; l'épigastre est douloureux; il n'y a pas eu d'émission d'urine, pas de selles, pas de vomissements; 40 respirations par minute, avec un léger bruit trachéal; pas de pouls; battements du cœur énergiques, irréguliers; bruits valvulaires, un peu sourds; soif ardente.

Ces symptômes permettant de présager une mort presque certaine, j'injecte par la veine médiane céphalique un centigramme de sulfate de strychnine, dissous dans cinq grammes d'eau distillée; quelques gouttes sont perdues; la malade a senti un peu l'incision de la peau, mais il ne s'est pas montré une gouttelette de sang; la veine était bleue.

Cinq minutes après l'injection, les mâchoires s'ouvrent à chaque inspiration; rien d'insolite; dix minutes après, décubitus latéral; immobilité, respiration calme, 30 inspirations par minute; les battements du cœur sont toujours irréguliers, un peu sourds; pas de raideur; la malade suce tranquillement de la glace. Un quart d'heure après l'injection, la malade se retourne et ouvre les yeux; la respiration est toujours facile, 40 inspirations. Une demi-heure après l'injection, la malade s'éteint sans faire un mouvement et sans pousser une plainte; elle n'a aucune raideur, rien qui puisse manifester l'action de la strychnine.

A l'autopsie, l'examen du pli du coude fait voir la veine parfaitement saine; je l'ai suivie jusqu'au deltoïde et n'ai rien trouvé d'anormal. Le cœur et les gros vaisseaux ne présentent que ce qu'on trouve d'ordinaire chez les cholériques.

OBSERVATION N° 27.

Choléra cyanique algide; au moment où la chaleur se rétablit, on injecte par la veine une solution de 1 centigramme de sulfate de strychnine dans 6 grammes d'eau; aucun effet appréciable; guérison.

Salle Sainte-Thérèse, n° 24, femme Seyet, 23 ans, nourrit au sein un enfant de quatre mois et demi; elle est venue à Paris il y a huit jours pour être nourrice, et depuis son arrivée elle a perdu l'appétit.

Hier, dans la matinée, elle a été prise d'un dévoiement qui l'a obligée à aller à chaque instant à la garde-robe pour y rendre de l'eau claire, dit-elle; peu après les selles ont paru des vomissements blancs, un peu moins fréquents que les évacuations alvines. Ces symptômes ont persisté pendant la journée et la nuit qui a été complétement sans sommeil, et aujourd'hui, 4 août, les vomissements ont redoublé, malgré le thé au rhum qu'on a donné en abondance; un refroidissement très marqué s'est fait sentir; les assistants ont constaté qu'il était bien réel, puis à onze heures du matin des crampes très violentes ont commencé dans les orteils; la malade est entrée à Necker à trois heures après-midi; elle était alors froide et cyanosée; on l'a entourée de boules d'étain.

A quatre heures, je constate l'état suivant : face plombée, yeux enfoncés, pas injectés, pupilles petites; vertiges quand la malade veut se tenir sur son séant; langue blanche, un peu fraîche; soif ardente, bouche amère, sèche; nausées continuelles; elle a déjà rempli deux crachoirs d'un liquide clair avec sédiment gris; douleurs vives à l'épigastre ; ventre rétracté, douloureux à la pression; les mains sont cyanosées, mais la chaleur est assez bien rétablie; on sent le pouls, il bat 120 ; les battemens du cœur sont clairs et énergiques; il y a un peu d'agitation ; quelques plaintes ; la voix est cassée ; les crampes continuent dans les orteils, mais ne sont pas aussi violentes qu'avant l'arrivée de la malade ; les vomissements se répètent toutes les fois qu'elle veut boire.

Après avoir appliqué pendant quelque temps une bande au-dessus du pli du coude, et reconnu la veine médiane céphalique, je fais sur son trajet une incision transversale de 1 centimètre de longueur ; la malade la sent à peine ; je coupe un filet nerveux sans que cela provoque le moindre cri ; la peau ne contient pas une gouttelette de sang ; il n'en sort pas non plus de l'incision faite au tissu cellulaire, qui est cependant un peu moins blanc que dans les cas précédents. La veine n'est pas affaissée ; elle présente une teinte bleuâtre ; j'introduis la sonde cannelée derrière elle, et, tirant un peu sur le vaisseau, j'y pratique une ouverture transversale qui permet d'introduire la canule sans répandre une goutte de sang ; une solution de 1 centigr. de sulfate de strychnine dans 6 grammes d'eau distillée se trouve ainsi injectée, moins 3 ou 4 gouttes qui restent dans la seringue. Avant d'appliquer de nouveau la bande, je laisse écouler 5 ou 6 gouttes de sang; il est noir et très épais.

Cinq minutes après cette opération la malade suce de la glace et n'éprouve rien de particulier ; un quart d'heure après, son pouls n'est pas plus fort qu'avant l'injection, et donne exactement le même nombre de pulsations ; les mains sont refroidies; la malade est calme comme si elle était prise d'un léger sommeil ; on renouvelle les moyens de réchauffement. Une demi-heure après même état; les battements du cœur sont peut-être un peu plus forts qu'avant l'injection, mais ils ne sont pas accélérés; la face est refroidie.

Le 5, la malade, qui a toute son intelligence et qui n'a pas dormi, affirme qu'elle n'a eu aucune raideur dans le cou, aucun serrement des mâchoires, aucune secousse dans les membres. Il n'y a pas de céphalalgie; la face est toujours plombée; les pupilles sont petites; la langue blanche, pas froide; les mains fraîches, un peu gluantes, terreuses. Le pouls bat 116, il est assez fort; mais les battements du cœur sont moins forts qu'hier; la voix est cassée; il y a toujours des douleurs à l'épigastre, et de fréquentes nausées; dans la nuit il y a eu un vomissement abondant; pas de selles, pas d'urine.

Le soir, pas de selles ni de vomissements; la langue est blanche et chaude, les mains froides, le ventre rétracté; le sein gauche commence à devenir douloureux; la malade a une soif ardente et n'urine pas.

Le 6, la petite plaie est cicatrisée dans ses angles; à son centre on voit la veine dont l'ouverture est aussi fermée; la soif et les nausées persistent, mais il n'y a pas de vomissements; l'urine a reparu ce matin; il n'y a pas eu de selles; les deux seins sont douloureux et tendus.

Les jours suivants l'état de la malade s'est amélioré peu à peu, les seins se sont affaissés, l'appétit est revenu, et le 12, jour de la sortie, la malade mangeait deux portions.

OBSERVATION N° 28.

Choléra foudroyant, cyanique algide; les sinapismes n'ont aucune action sur la peau; 2 centigr. et demi de sulfate de strychnine injectés par la veine, une heure et demie avant la mort, ne donnent aucun signe de leur action.

Salle Saint-Jean, n° 15.—Paulet, 57 ans, demeurant à Grenelle.

Il a perdu l'appétit depuis trois jours, mais n'a été pris de diarrhée que ce matin; on l'a apporté à midi à Necker, où on l'a entouré de boules chaudes et couvert de sinapismes; puis on lui a fait prendre alternativement de la glace et une infusion de menthe.

Je le vois à cinq heures; la face est cyanosée et froide, les pupilles petites, la langue fraîche, la voix cassée, mais pas éteinte; alternatives de coma et d'agitation; vertiges; *les mains sont très cyanosées, un peu visqueuses et fraîches, bien qu'elles aient été longtemps couvertes de sinapismes*; pas de pouls radial; vomissements aqueux abondants; selles de même nature; crampes très douloureuses dans les orteils et les mollets; battements du cœur énergiques, 120. *Tous les endroits du corps où l'on a mis des sinapismes ne sont ni plus rouges ni plus chauds que les autres.*

Injection de 2 centigrammes 1/2 de sulfate de strychnine dissous dans 5 grammes d'eau distillée, avec les précautions habituelles.

Dix minutes après, les battements du cœur ne sont pas plus forts; le froid général augmente; la peau se couvre de sueur visqueuse et se fripe; coma; respiration calme, profonde, 24; pas de contractures; un quart-d'heure et une demi-heure après, même état; mort une heure et demie après l'injection, sans avoir éprouvé aucune raideur dans les membres, dans les mâchoires ou le cou.

Si l'on n'a pas déjà oublié tout le bruit qu'a fait naguère le traitement du choléra par la strychnine, on comprendra pourquoi nous nous sommes hâtés d'essayer cette substance.

Ce qui frappe tout d'abord dans ces quatre observations, c'est que le médicament dont l'injection n'a été suivie d'aucun effet appréciable était le sulfate de strychnine; mais il faudrait bien se garder de croire que cette inertie soit un résultat constant de ce mode d'administration de la strychnine. Dans le premier cas, j'ai injecté seulement 8 milligrammes de ce médicament; n'ayant trouvé dans la science aucun travail qui pût me guider en m'enseignant à quelle dose le médicament ainsi introduit pouvait être utile à l'homme, à quelle dose il lui devenait nuisible, j'ai cru plus sage de m'arrêter en deçà, *primo non nocere;* or, il est presque certain, à en juger par les observations suivantes, que cette dose ne pouvait donner aucun résultat.

Dans les deux observations qui suivent, le médicament a été porté à 1 centigramme, et à 2 centigrammes et demi dans la dernière. Ce qu'on sait des effets de la strychnine portée dans l'estomac permettait d'espérer ici quelques signes de son action, sans cependant qu'on pût y compter bien sûrement; car il faut souvent atteindre la dose de 5 centigrammes, et quelquefois même aller à 15 et au-delà, pour voir des secousses tétaniques. « Il est impossible, disent MM. Trousseau et Pidoux, de préciser les doses auxquelles les phénomènes se produisent; il y a à cet égard des différences nombreuses dépendant de l'individu. » Chez la femme Seyet, que nous avons pu bien observer puisqu'elle a guéri, il est certain qu'un centigramme n'a pas suffi pour produire le moindre signe appréciable.

Une autre circonstance qu'il ne faut pas oublier, c'est qu'en administrant la strychnine par les voies ordinaires, il faut le plus souvent en attendre les effets pendant une heure au moins. Or, il se pourrait que nos malades eussent succombé avant le temps nécessaire à la production de ces effets; cela devrait même être admis si nous devions considérer comme règle ce qui a eu lieu dans l'observation n° 32, dans laquelle on verra les contractures ne se manifester que dix-neuf heures après l'injection. Mais, d'un autre côté, on verra par la dernière observation que les effets de l'injection de la strychnine peuvent être instantanés; il y a donc ici encore un point obscur sur lequel l'expérimentation seule pourra jeter une lumière suffisante.

C'est aussi au temps qu'il faut avoir égard pour apprécier l'action de l'extrait de belladone placé sur les paupières de Pinardon. Il est rare que la belladone ainsi ap-

pliquée n'influence pas l'iris, alors même que l'absorption par le tube digestif n'est plus suffisante pour opérer
sa dilatation ; mais il faut un temps assez long pour
que cette action se produise.

On remarquera enfin que l'observation de Paulet con-
firme ce que j'ai dit dans ma thèse de l'action des
sinapismes appliqués pendant la période algide (1).

OBSERVATION N° 29.

Choléra extrêmement algide cyanique ; injection d'extrait de belladone par la veine
médiane céphalique ; dilatation complète des pupilles trois minutes après ; la
marche fatale de la maladie ne paraît pas influencée autrement que par la
cessation des crampes.

Salle Sainte-Thérèse, n° 24.—Marie Laforest, 28 ans, domes-
tique chez un marchand de vin, habite Paris depuis trois ans.

Dans la journée du 24 juillet, elle fut prise d'une diarrhée,
qu'elle compare à de l'eau claire, et qui devint plus fréquente
le lendemain. Le 26, elle augmenta encore ; il s'y joignit des
vomissements blancs et abondants, et dans la nuit des crampes
se firent sentir dans les membres inférieurs. Le 27, elle fut apportée à Necker à quatre heures ; j'étais présent à son arrivée,
et, après avoir obtenu avec beaucoup de peine les renseignements
qui précèdent, je constatai l'état suivant :

Face fortement cyanosée, froide, visqueuse ; langue froide,
petite ; pupilles petites ; pas d'ecchymoses autour des cornées,

______

(1) « Des observations assez nombreuses m'ont fait voir qu'appliqués
sur la peau froide, et surtout froide et visqueuse, ils peuvent y rester
plus d'une heure sans produire ni chaleur, ni rougeur... Mais quand la
chaleur est un peu revenue dans les membres des cholériques, les
sinapismes peuvent y produire une certaine rougeur... Ce qui fait qu'on
est souvent trompé sur l'action des sinapismes dans la période algide,
c'est qu'on ne fait pas laver la peau après leur application ; elle reste
imprégnée du principe actif de la moutarde, et quand la chaleur reparaît,
cette huile volatile agit. »

mais il y a du trouble de la vue et des vertiges ; l'ouïe est bonne ; l'intelligence paraît un peu opprimée ; mains violettes, froides et visqueuses ; on ne sent pas le pouls radial. Tout le corps est glacé, et cependant la malade se plaint d'avoir trop chaud et se découvre. Toutes les fois qu'elle boit pour apaiser son ardente soif, elle vomit en grande abondance un liquide blanc, floconneux ; la voix est complétement éteinte ; nausées continuelles ; hoquet ; à chaque instant, la malade demande le bassin, mais elle n'y dépose que quelques gouttes d'un liquide qui ressemble à du pus séreux, souvent même elle ne rend rien ; pas d'urine depuis vingt-quatre heures ; des crampes atroces la font de temps en temps sortir de l'affaissement profond dans lequel elle paraît plongée, et alors elle s'agite, se découvre violemment et fait entendre des plaintes étouffées.

On l'entoure de boules d'eau chaude ; on la frictionne avec de l'eau-de-vie chaude ; on lui fait prendre de la glace et de l'eau de Seltz ; mais la chaleur ne se rétablit pas et les crampes continuent. Je pratique alors sur le trajet de la veine médiane céphalique, une incision transversale, longue de 1 centimètre 1/2, et qui comprend l'épaisseur de la peau ; la veine apparaît alors extrêmement petite et blanche comme si elle était vide ; j'incise le tissu graisseux qui l'environne et je la mets parfaitement à nu. Chose remaaquable ! la malade n'a pas fait le moindre signe qui indiquât la douleur, et pas une gouttelette de sang ne s'est montrée pendant ces incisions. Après avoir passé la sonde cannelée en arrière de la veine, je fais à celle-ci une petite incision par laquelle j'introduis la canule d'une seringue d'Anel, fonctionnant parfaitement bien et préalablement chargée avec précaution, pour éviter qu'elle ne contienne de l'air, j'injecte ainsi dans la veine les trois quarts d'une solution de 10 centigrammes d'extrait de belladone dans 15 grammes d'eau distillée tiède. L'incision de la veine avait donné issue à une très petite quantité de sang noir, qui n'avait pas manifesté son existence par la coloration des parois du vaisseau.

Trois minutes après, les pupilles étaient énormément dilatées, et l'approche d'une bougie ne les faisait nullement contracter.

Une demi-heure plus tard la malade parut agitée ; cependant elle n'éprouva plus de crampes ; puis il y eut un calme profond. A six heures et demie, nouvelle agitation suivie d'affaissement. Mort à huit heures et demie.

Cette observation a déjà été publiée dans ma thèse ; je n'y insiste pas ; on la rapprochera de l'observation n° 32, dans laquelle l'effet physiologique de la belladone injectée a été aussi prompt et aussi évident.

OBSERVATION N° 30.

Choléra foudroyant ; cyanose et algidité très intenses ; injection de 100 grammes d'infusion de menthe, additionnée de 15 grammes d'alcoolat de mélisse ; un quart d'heure après, réaction très sensible, produisant un grand soulagement ; ces bons effets ne se soutiennent pas ; mort ; autopsie.

Saint-Paul, n° 11. — Sapain Louis, 56 ans, maçon, rue de la Comète, 19, habite Paris depuis 36 ans ; ordinairement bien portant ; mal logé, mal nourri ; mange beaucoup de fruits. Hier, 26 juillet, à minuit, il a été pris simultanément de vomissements et de diarrhée, dont les produits sont semblables, clairs comme de l'eau ; il a perdu rapidement toutes ses forces et est tombé dans sa chambre en allant à la garde-robe ; à deux heures du matin, des crampes atroces se sont fait sentir dans les orteils ; on lui a donné du thé et du rhum, mais son état ne s'est nullement amélioré ; de sorte que, dans la journée, on l'a transporté à Necker, où on l'a entouré de boules chaudes, pendant qu'il suçait avidement de la glace.

A quatre heures, la face paraît noire, tant la cyanose est intense, les yeux sont enfoncés, les cornées brillantes ; les pupilles sont petites ; pas d'ecchymoses sous-conjonctivales ; langue glacée, un peu blanche ; face froide et visqueuse ; la voix est éteinte de la manière la plus complète ; l'intelligence est très nette ; il n'y a ni trouble de la vue, ni céphalalgie, ni surdité ; la peau des membres est très froide, plombée, fripée et visqueuse ; les mains sont presque noires ; le pouls radial n'est pas perceptible ; les battements du cœur sont faibles, sourds, 80 par minute; douleur épigastrique atroce; nausées continuelles mais sans vomissements; soif ardente; selles involontaires, claires comme de l'eau, sans dépôt; les crampes ont cessé depuis 7 heures du matin; le malade n'a pas uriné depuis hier à 10 heures du soir; tout son corps est glacé et visqueux, et cependant il prétend qu'il étouffe, se découvre et s'agite.

Je découvre par une petite incision transversale la veine médiane céphalique; le malade ne sent littéralement pas l'incision, et il ne se montre pas une gouttelette de sang; la veine est plate, on dirait qu'elle est vide; je l'ouvre entre les deux lèvres de la sonde cannelée et j'injecte successivement avec une seringue d'Anel: 100 grammes d'infusion de menthe filtrée, additionnée de 15 grammes d'alcoolat de mélisse, et à la température de 37° centigrades.

Un aide appuyait le doigt sur la veine chaque fois que je remplissais la seringue; l'œil suivait sous la peau la marche du liquide dans la veine, et l'on put être sûr qu'il n'y eut pas introduction de la moindre bulle d'air, malgré les réintroductions de la canule nécessitées par le petit calibre de la seringue. Quand je retirai la sonde cannelée, il s'écoula par l'ouverture de la veine un peu de sang noir, épais et visqueux; j'appliquai le bandage de la saignée.

Pendant un quart d'heure, je n'observai rien de nouveau; mais, au bout de ce temps, une chaleur très appréciable à la main se fait sentir à la poitrine, puis au ventre, puis au cou et à la face, qui prend une légère teinte rosée, sur les lèvres et les pommettes; les battements du cœur deviennent énergiques et clairs, mais un peu irréguliers; le malade dit qu'il éprouve un grand bien-être; néanmoins, ses mains, quoique beaucoup moins froides qu'avant l'injection, restent encore cyanosées et moins chaudes que la poitrine et le cou; la voix n'est pas revenue, et je n'ose pas affirmer que le pouls radial soit perceptible. Le malade s'endort et reste ainsi assoupi sans souffrances apparentes pendant 15 minutes, mais alors le froid revient d'abord à la face, puis au cou et à la poitrine; le malade se trouve plongé dans un coma dont aucune question ne peut le tirer; il ne fait de mouvement que pour sucer la glace, et s'éteint à 7 heures et demie du soir, sans avoir eu de selle, de vomissement, ni de douleur assez vive pour lui arracher une plainte.

Autopsie 36 heures après la mort, par une forte chaleur. La veine injectée contient un peu de sang noir, caillebotté; la brachiale, l'axillaire et la fémorale contiennent du sang qui a le même aspect; toutes les veines, quand on les incise, laissent dégager une multitude de petites bulles d'un gaz très fétide. Les parois de la veine injectée sont blanches et lisses; il n'y a pas la moindre ecchymose dans la plaie.

Le ventre est très ballonné; en l'ouvrant, il s'échappe des gaz d'une horrible puanteur; le péritoine, que j'ai trouvé sec dans la plupart des autopsies, contient ici trois cuillerées de sérosité rougeâtre.

Les poumons sont très sains. Le péricarde, très poisseux à l'extérieur, contient dans sa cavité deux cuillerées de sérosité rougeâtre. Le cœur est très volumineux, mais proportionné à la taille élevée et au développement considérable du système musculaire de ce sujet; les cavités droites et gauches contiennent du sang noir, en caillots mous, sans fibrine séparée.

Les artères des membres et du tronc sont vides; leur membrane interne présente un léger enduit rosé et *très visqueux.* Les intestins, vus à l'extérieur, paraissent très arborisés; mais l'odeur exhalée par ce cadavre est tellement repoussante, que je borne là l'examen.

Ce sujet était de haute stature, de formes athlétiques, et encore chargé de graisse; au moment de l'autopsie, la rigidité cadavérique était considérable.

Quand on a vu ce visage noir, terne et froid, se couvrir soudainement de cette teinte rosée qui annonce le retour à la vie; quand on a senti la chaleur se développer sur ce corps qu'on regardait déjà comme un cadavre, et cela sous l'influence d'une si petite quantité d'injection, il est impossible de ne pas être frappé de la puissance de ce moyen, de ne pas se sentir pénétré d'une grande confiance en son avenir.

Cette observation doit être rapprochée de celle de mistress Bowles racontée par MM. Little et Bennet; les effets de l'injection alcoolique dans ce dernier cas furent beaucoup plus marqués que dans le nôtre, puisqu'ils allèrent jusqu'à l'apparence de l'ivresse; mais l'injection avait été aussi beaucoup plus considérable et d'une composition différente; on se rappelle, en effet, qu'elle consistait en 30 onces de mixture saline additionnée de 2 drachmes d'alcool (1); il faut aussi tenir compte de la différence de sexe et de force des deux sujets: mistress Bowles était faible; Sapain présentait tous les attributs de la force et de la vigueur.

Le lecteur n'aura sans doute pas laissé passer inaperçu l'état caillebotté du sang dans les veines de différentes régions, ni la multitude de petites bulles de gaz fétide que l'incision de ces vaisseaux laissait dégager. L'alcool est-il pour quelque chose dans la production de ces phénomènes? En les rapprochant de ceux qui sont signalés dans les autopsies de Jean Tenant et de la femme Stutter (page 44), dont les organes contenaient aussi beaucoup de gaz, bien qu'on eût injecté simplement la solution saline, on peut répondre que la production de ces gaz n'est pas un fait spécial à la présence de l'alcool dans les tissus, bien que ce liquide ait peut-être aidé dans ces trois cas l'action de la putréfaction.

On sait que l'alcool mis en contact avec le sang le coagule; cette propriété détournera peut-être d'en faire usage dans les injections veineuses; il est à remarquer cependant que je n'ai point trouvé de caillots fibrineux dans le cœur, bien qu'il soit fréquent d'en rencontrer dans le

(1) 3 grammes 54 centigrammes.

— 99 —

cœur droit des cholériques, et que la vie des deux malades auxquels on a injecté de l'alcool n'a point été abrégée ; on peut donc conclure que l'alcool très étendu d'eau ne met pas obstacle à la circulation du sang chez les cholériques, et que, si son utilité comme médicament excitant injecté dans les veines était démontrée, sa propriété de coaguler le sang ne devrait pas empêcher de l'employer, pourvu qu'on l'étendît suffisamment d'eau.

OBSERVATION N° 31.

Choléra algide ; injection d'une solution de 10 grammes de chlorure de sodium dans 200 grammes d'infusion de menthe ; réaction très manifeste au bout de cinq minutes ; elle ne se soutient pas ; mort.

Salle Sainte-Thérèse, n° 24. — Elbœuf Lize, 44 ans, blanchisseuse, rue du Four-Saint-Germain, habite Paris depuis longtemps ; assez bien nourrie. Le 28 juillet, dans l'après-midi, elle a été prise de diarrhée blanche, qui a continué pendant toute la nuit. Le 29, elle a eu en outre des vomissements séreux très abondants ; on l'a apportée à Necker à 4 heures du soir. La face est peu cyanosée, mais glacée ; la langue est très froide ; pas de pouls radial ; vertiges ; affaissement profond ; voix complétement éteinte ; douleurs vives à l'épigastre ; ventre empâté ; selles fréquentes rizées ; nausées incessantes ; vomissements nombreux, blancs avec des granulations grises. Soif ardente ; plaintes étouffées ; hoquet ; suppression des urines depuis la nuit. On l'entoure de boules chaudes, et on la frictionne. — Camomille, Seltz, glace.

Au bout d'une heure la chaleur n'est pas rétablie et la malade se plaint du froid qu'elle éprouve. Alors j'injecte dans la veine médiane céphalique 200 grammes d'infusion de menthe à 37° centigr. additionnée de 10 grammes de chlorure de sodium. Cinq minutes après, la face qui était pâle et glacée devient rosée, et sa température s'élève rapidement ; la voix qui était tout-à-fait éteinte reparaît soudainement ; le pouls redevient un peu perceptible ; mais ces heureux symptômes ne durent pas plus de dix minutes ; les vomissements recommencent alors et produisent d'atroces douleurs à l'épigastre ; quelques instants après, la face se refroidit et pâlit de nouveau ; puis un quart d'heure après l'injection la malade accuse la sensation du froid ; il lui prend un frisson qui dure un quart d'heure ; les vomissements persistent et interrompent seuls un fatal coma, qui se termine à 8 heures par une mort sans agitation.

Cette injection a produit une réaction beaucoup plus prompte et plus complète que la précédente, mais qui n'a pas eu de meilleur résultat ; le frisson dont elle a été suivie fait voir qu'il ne faut pas regarder ce symptôme comme d'un heureux présage, ainsi qu'on pourrait le croire après la lecture des faits du docteur Anderson et du docteur Gerdwood.

OBSERVATION N° 32.

Choléra algide ; injection de deux centigrammes de sulfate de strychnine ; les contractures ne se produisent que dix-neuf heures après; injection de 10 centigrammes d'extrait de belladone ; la dilatation des pupilles commence au bout d'une minute ; elle est complète en trois minutes ; mort.

Salle Sainte-Thérèse, n° 20. — Madeleine Brouillard, 21 ans, sous-maîtresse dans un couvent, habite Paris depuis deux ans.

Ordinairement bien portante, elle a perdu l'appétit il y a quatre jours et a eu des nausées. On lui a fait prendre une bouteille d'eau de Sedlitz, dont une bonne partie a été rejetée par le vomissement. Vingt-quatre après heures a commencé une diarrhée claire comme de l'eau. Ce matin, 5 août, il y a eu deux vomissements composés de bile et d'aliments ; les selles sont devenues très fréquentes et des crampes se sont fait sentir dans les membres. A trois heures après midi, on a administré deux grains d'émétique, *qui n'ont produit aucun résultat;* puis on a appliqué neuf sangsues à l'épigastre. Le refroidissement, qui était survenu peu après les crampes, a été combattu sans succès par les vapeurs de chaux hydratée. On apporte la malade à Necker à cinq heures; elle présente alors l'état suivant :

Peau du visage froide et visqueuse; yeux excavés; voix cassée; vertiges; langue froide, petite, blanche; les membres sont très froids et d'une teinte terreuse; épigastre douloureux. Il n'y a pas eu de vomissements depuis trois heures après midi; selles riziformes; pas d'urine depuis deux heures du matin, où il s'en est écoulé quelques gouttes seulement; les crampes ont cessé depuis l'arrivée de la malade à l'hôpital; sentiment de faiblesse et de froid; pouls très faible, 140; battements du cœur énergiques.

J'injecte *deux centigrammes* de sulfate de strychnine dans 5 grammes d'eau; la peau est très peu sensible et ne contient pas de sang; le tissu cellulaire laisse voir deux ou trois points rouges, extrêmement petits; la veine paraissait vide, car elle était blanche et plate; elle contenait néanmoins une très petite quantité de sang. La malade n'a pas fait un mouvement ni fait entendre une plainte.

Cinq minutes après, les battements du cœur et du pouls n'ont pas augmenté de force ni de fréquence; la malade parle et boit aisément; aucune raideur des membres; une demi-heure après même état.

Le lendemain 6, la malade, qui n'a aucune altération de l'intelligence, affirme que depuis l'opération elle n'a éprouvé aucune espèce de contracture ou de secousse, aucun trouble de la vue; pupilles petites, langue chaude, soif vive; pas de vomissements; douleur épigastrique légère; quatre selles chargées de flocons gris très abondants; pas de crampes; la suppression des urines persiste; pouls filiforme, 120; voix assez bien timbrée; sueur visqueuse.

Surpris de ne voir aucun effet physiologique du médicament injecté, je me demande si cette absence des contractures et des secousses dépend de la quantité trop faible de strychnine ou de quelque autre cause inhérente à la substance injectée, ou si, au contraire, ce fait est sous la dépendance des modifications produites dans l'organisme par cette période avancée de la maladie. Ne pouvant résoudre ce problème par le raisonnement, j'ai recours à une nouvelle expérience, et j'injecte dans la veine médiane céphalique gauche une solution de 10 centigrammes d'extrait de belladone dans 6 grammes d'eau. *Au bout d'une minute les pupilles commencent à se dilater, et à la fin de la troisième minute leur dilatation est complète;* d'où je conclus que l'absence des signes propres à l'action de la strychnine est un phénomène qui est spécial à cette substance et non pas le résultat de modifications organiques, capables d'arrêter la manifestation des signes propres à l'action des autres médicaments.

La malade était froide ; on renouvelle les boules d'étain ; on frictionne, puis on applique des sinapismes. Ces soins furent inutiles ; la chaleur ne se rétablit pas et le pouls cessa d'être seusible. Néanmoins, à midi, la religieuse remarqua que la malade *ne pouvait ouvrir la bouche,* et elle éprouva quelque difficulté à y introduire un morceau de glace ; quelques instants après ce trismus cessa, et *quelques secousses se firent sentir dans les bras ;* ces effets se reproduisirent plusieurs fois de suite ; mais le cou et les membres conservèrent leur flexibilité. La religieuse assure que le serrement des mâchoires et les contractions spasmodiques des bras ont duré de midi à une heure avec de nombreuses et longues intermittences. *Les symptômes ne se sont nullement amendés sous l'influence de cette action du médicament,* et à cinq heures, c'est-à-dire quatre heures après la disparition des contractures, la malade s'est éteinte sans agitation et sans bruit.

Étrange bizarrerie que cette action si tardive de deux centigrammes de sulfate de strychnine! J'étais d'abord tenté de la révoquer en doute, mais les renseignements donnés par la religieuse étaient si démonstratifs, qu'il fallut bien se rendre à l'évidence. Comment expliquer cette étonnante différence entre la belladone et la strychnine? Les hypothèses ne manquent pas sans doute ; mais en matière aussi grave, j'aime mieux attendre du temps et de l'expérience la vraie solution de toutes les questions que ce fait peut susciter.

OBSERVATION No 33.

(RECUEILLIE PAR M. TOPINARD.)

Choléra consécutif à une fièvre intermittente ; algidité ; injection de 30 centigrammes de sulfate de quinine dans la veine médiane céphalique ; immédiatement surdité qui persiste pendant douze heures au moins ; guérison.

Salle Sainte-Thérèse, no 7. — Célestine Marel, 30 ans, couturière, rue de la Vierge, no 3, à Grenelle, entrée le 12 août.

Pendant tout le mois de juillet elle a eu tous les deux jours, d'abord à deux heures du matin, puis à onze, puis à quatre heures du soir, des accès de fièvre caractérisés par des frissons suivis de chaleur et de sueur. Ces accès avaient cessé dans la première semaine d'août, et la santé de la malade paraissait bien rétablie, lorsque le 10 août elle se sentit prise de céphalalgie, de cardialgie et d'engourdissement des membres. A six heures du soir, elle eut plusieurs selles jaunâtres, mais très liquides ; deux heures après, des vomissements séreux répétés, et à trois heures du matin des crampes dans les membres inférieurs. Le 11, tous ces symptômes persistèrent et augmentèrent même d'intensité.

Le 12, elle entra à l'hôpital ; elle avait alors la peau sèche, à la température normale, la face rouge et chaude, les yeux injectés, larmoyants, brillants, cernés, pupilles petites, pouls fréquent, petit, mou, toux quinteuse, sèche, pénible, quelques coliques, selles diarrhéiques, jaunâtres, vomissements séreux, parfois légèrement verdâtres ; la toux et l'ingestion des boissons les provoquaient, de sorte qu'ils étaient très fréquents, car la malade buvait beaucoup.

PRESCRIPTION. — 15 gouttes de chloroforme dans une potion à prendre en quatre fois ; glace, eau de riz et sirop de coings, sinapismes et frictions.

Le soir, les vomissements sont diminués ; il n'y a pas eu de selles, mais la malade est très abattue.

Le 13, les vomissements ont reparu. A minuit, ils sont aussi fréquents qu'hier matin. Il y a eu huit selles dans la nuit ; elles sont encore moins colorées et plus fluides qu'hier. Pouls petit, dépressible, 128.

Le 14, toux fréquente, oppression et râles trachéaux ; peau froide et sèche ; langue blanche au milieu, rouge sur les bords, sèche, pointue ; douleurs vives dans les lombes et les parois abdominales ; nausées incessantes ; vomissements très fréquents, tout à fait aqueux. Il y a eu 12 ou 15 selles dans la nuit ; elles sont blanches et la malade ne peut les retenir ; crampes douloureuses dans les membres inférieurs ; pouls fréquent, très petit, mais encore sensible ; prostration complète ; affaissement moral.

Considérant l'aggravation marquée de la maladie, malgré les soins qu'avait reçus la malade, et me rappelant que l'invasion du choléra avait été précédée, dans ce cas particulier, d'accès de fièvre intermittente, je me décide à introduire du sulfate de quinine dans le torrent circulatoire. Avec l'aide de M. Topinard, j'injecte par la veine céphalique gauche la solution suivante :

Eau distillée	15 grammes.
Acide sulfurique	une goutte.
Sulfate de quinine	30 centigrammes.

L'incision de la peau n'a pas été douloureuse ; la malade, interrogée sur ce point, dit qu'elle n'a presque rien senti ; néanmoins, quelques petits vaisseaux du tissu cellulaire ont donné deux ou trois gouttelettes d'un sang noir et poisseux. La veine était blanche et paraissait exsangue ; ouverte avec les précautions ordinaires, entre les deux lèvres de la sonde cannelée, elle ne laisse pas apparaître une goutte de sang. La solution a été injectée en deux fois. Au premier coup de piston la malade a accusé une *douleur vive dans le bras gauche, suivant le trajet de la veine de bas en haut*, et quelques secondes après elle a éprouvé un bourdonnement d'oreilles, suivi presque aussitôt d'un tel trouble de l'ouïe, qu'elle répète plusieurs fois *qu'elle n'entend plus ce qu'on lui dit*. On applique le bandage de la saignée, et presque aussitôt la malade est prise de *frissons* avec *anxiété* ; son pouls disparaît pendant quelques secondes, puis il reparaît plus fort qu'avant l'injection. Les frissons cessent au bout d'une minute, la vue reste nette et les pupilles ne se dilatent pas. Cette opération a été faite à dix heures et demie.

A quatre heures du soir, la surdité a persisté ; il faut crier très fort et répéter bien des fois la même question pour obtenir une réponse ; la malade entend toujours des bruits dans les oreilles ; son intelligence est nette, mais il y a un peu d'excitation et de loquacité ; la vue est parfaite, les pupilles petites et très contractiles ; le *pouls s'est considérablement relevé* ; il bat 135. Il y a eu encore 8 selles depuis ce matin, mais les crampes ont cessé immédiatement, et les vomissements ont beaucoup diminué ; la peau a repris de la chaleur et de la moiteur ; elle a une teinte un peu jaune, ainsi que les sclérotiques. On se contente de donner de l'eau de riz très légèrement sucrée.

15 août. — La surdité a disparu peu à peu cette nuit ; cependant il y a encore par intervalles quelques bourdonnements d'oreilles. La malade se sent mieux et remercie avec effusion des soins qu'on lui donne ; sa langue est moins chargée au milieu et d'un rouge moins vif sur les bords ; la malade urine bien ; elle n'a eu qu'une seule selle colorée et seulement deux ou trois petits vomissements ; la peau est jaune, mais chaude et d'une bonne moiteur.

Prescription. — Eau de riz, lavement landanisé.

Le soir, il n'y a pas eu de selle ; le lavement n'a même pas été rendu ; pas de coliques ; il y a encore quelques petites régurgitations aqueuses ; les troubles de l'ouïe ont tout à fait cessé ; pouls large, 120 ; la peau est un peu moins jaune que ce matin ; les sclérotiques ont conservé leur couleur ; la langue est bonne et la toux a cessé.

Prescription. — Seltz ; potion avec 20 gouttes de chloroforme ; lavement laudanisé.

Le 16, il y a encore eu deux petits vomissements, puis ils n'ont plus reparu ; la malade a pris un potage ; l'amélioration a augmenté chaque jour, et le 25, jour de la sortie, la santé était très bien rétablie ; il n'y avait pas eu le plus léger symptôme de phlébite.

L'action de la belladone sur les pupilles avait été bien rapide dans les observations précédentes ; mais cette ra-

pidité n'approche pas de celle que nous avons constatée
dans la production de la surdité par le sulfate de quinine;
à peine la malade vient-elle de nous dire qu'elle éprouve
une douleur dans le bras injecté, qu'elle se plaint de
nouveau de bourdonnements d'oreilles, et qu'elle n'entend plus nos questions. La manière dont la surdité s'est
produite, jointe à sa persistance, ne permet pas de
ne pas la considérer comme un effet physiologique du
médicament injecté ; quant aux frissons et à l'anxiété,
nous les avons déjà notés après des injections de nature
différente, et on peut les regarder comme le résultat du
trouble apporté dans l'économie par l'introduction de
substances étrangères quelles qu'elles soient; on peut en
dire autant des oscillations du pouls immédiatement
après l'injection. Mais un phénomène qui ne doit pas
être passé sous silence, c'est la force que le pouls a subitement retrouvée sous l'influence de l'injection de quinine ; on sait que dans les affections fébriles aiguës, c'est
l'effet opposé qui se produit ; le pouls diminue de
force et de fréquence; il y a donc encore ici un important sujet d'étude; car si cette action du sulfate de quinine à dose modérée se reproduisait dans d'autres expériences, on pourrait en conclure que ce médicament produit réellement de très heureuses modifications dans la
circulation des cholériques. Il y aurait encore lieu de
rechercher si la douleur ressentie dans le trajet de la
veine était le résultat du contact d'un acide avec les
parois du vaisseau, ou de celui de la quinine ; ce qu'il y
a de certain, c'est que la présence de ces corps étrangers
dans le vaisseau n'a pas suffi pour l'enflammer.

L'injection de sulfate de quinine aurait-elle été aussi

heureuse sur un sujet dont la maladie n'aurait pas été précédée de fièvre intermittente? Aurait-elle été aussi heureuse dans un de ces cas désolants où les prompts effets du poison cholérique paraissent laisser si peu de prise aux efforts de l'art? Il m'est impossible de répondre à ces questions, comme à beaucoup d'autres qui se présentent sous ma plume à propos de ce fait curieux; l'expérience seule pourra parler.

OBSERVATION N° 34.

(RECUEILLIE PAR M. TOPINARD.)

Choléra algide; ingestion de 3 centigrammes de strychnine; pas d'action physiologique; aggravation des symptômes; injection par la veine médiane céphalique de 1 centigramme de sulfate de strychnine dans 8 grammes d'eau; une minute après, secousses convulsives et tétaniques; mort.

Salle Sainte-Thérèse , n° 29. — F. V..... a été prise , le 21 août, d'une diarrhée séreuse et abondante, qui a diminué un peu le 25 et le 26, et s'est accrue de nouveau le 26 au soir; dans la même soirée, des vomissements se sont produits à l'occasion de l'ingestion d'un bouillon, et deux heures après les crampes ont commencé; pendant la nuit, il y eu au moins 20 selles et 10 vomissements.

La malade est entrée à l'hôpital le 27, à dix heures du matin. Peau du corps froide, d'une teinte livide, mais non cyanosée; lèvres bleuâtres; yeux excavés; langue et haleine froides; voix éteinte; un peu de toux étouffée et sèche; pouls difficilement appréciable, 72 pulsations; impulsion et bruits du cœur comme à l'état normal. Depuis huit heures du matin, il y a eu une douzaine de selles très liquides, d'un jaune verdâtre, et deux ou trois vomissements: la malade a encore uriné dans la matinée, mais seulement quelques gouttes; la sensibilité cutanée est très affaiblie; il n'y a aucun trouble des sens; crampes violentes.

Pour expérimenter de nouveau le traitement préconisé par M. Abeille, on prescrit 3 centigrammes de sulfate de strychnine dans 60 grammes d'eau distillée, à prendre par cuillerées d'heure en d'heure avec un morceau de glace. On ajoute à cela des boules pleines d'eau chaude, des frictions avec de l'eau-de-vie camphrée chaude, des lavements amylacés, laudanisés, de l'eau de Seltz, de la glace et une infusion de menthe.

Cinq heures du soir. — La strychnine n'a pas été vomie, *et cependant il n'y a aucun signe de son action;* pas de trismus ni de contractures du cou ou des membres; tous les symptômes énumérés ce matin, loin de s'amender, se sont aggravés; les crampes sont plus fréquentes, plus douloureuses, plus prolongées; la peau sèche est encore plus froide; les pommettes, le pourtour des yeux, les lèvres, la base des ongles et quelques autres points, présentent une cyanose intense; les plis faits à la peau ne s'effacent que très lentement; le facies est profondément altéré, les traits effilés, les narines pulvérulentes; le pouls, à peine sensible, disparaît fréquemment sous le doigt; le cœur donne 64 pulsations; il y a 28 inspirations. La malade éprouve le besoin d'uriner, mais ne peut le satisfaire; *le cathétérisme ne donne pas issue à la plus petite goutte d'urine;* mais une mucosité visqueuse et blanchâtre recouvre le bec et les yeux de la sonde.

Vers une heure après midi, il y avait eu une faible amélioration passagère, coïncidant avec l'ingestion de la deuxième cuillerée de la potion; les vomissements, presque incessants avant et après, avaient un peu diminué pendant une heure; la peau s'était aussi un peu réchauffée, mais pour redevenir très froide; selles très nombreuses.

En présence de l'inutilité de la strychnine ainsi administrée, et de l'aggravation considérable des symptômes, M. Topinard croit le moment opportun pour mettre à exécution une recommandatiou du chef de service, en introduisant directement dans la circulation le médicament auquel M. Abeille attribuait une si grande efficacité, se réservant d'ailleurs de faire administrer un évacuant, si la réaction survient.

Il commence donc à injecter dans la veine céphalique droite, et suivant le procédé que je lui avais indiqué, une solution de

Sulfate de strychnine . . . . 2 centigrammes.
Dans eau distillée. . . . . . 15 grammes.
Additionnée d'acide sulfurique. 2 gouttes.
A la température de 37 degrés centigrades

La malade a regardé tranquillement l'opération et n'a pas manifesté la moindre douleur; le tissu cellulaire a laissé voir deux ou trois gouttelettes de sang, et à l'ouverture de la veine il en est sorti une grosse goutte noire et poisseuse. Le contenu d'une seringue d'Anel, 8 grammes, a été poussé lentement dans la veine, avec l'aide de l'interne de garde; mais M. Topinard a jugé prudent de s'en tenir là et de réserver le reste de l'injection; il n'y a donc eu en réalité qu'un centigramme environ de sulfate de strychnine injecté dans la veine; on a appliqué le bandage. Les préparatifs, l'opération et le pansement avaient demandé cinq minutes seulement; pendant ce temps, la malade, qui venait d'éprouver des crampes violentes, est restée calme et a suivi les détails de l'opération; elle affirme qu'au moment de l'injection elle n'a rien éprouvé de particulier sur le trajet de la veine; elle a seulement senti un peu de cuisson dans la plaie.

Mais un peu plus d'une minute après le pansement, la malade est prise d'anxiété et de constriction à l'épigastre; elle dit que ses crampes lui reviennent; alors on voit les yeux se convulser, les masséters se contracter fortement, ainsi que les pectoraux et les sterno-mastoïdiens, les avant-bras se placer dans la prona-tion, le larynx se porter en haut, l'opisthotonos et l'emprostho-tonos se succéder rapidement; l'asphyxie paraît imminente.

Tout-à-coup les muscles contracturés se relâchent et la malade éprouve un instant de repos pendant lequel elle ouvre largement les yeux et porte sur les objets qui l'environnent des re-gards étonnés et inquiets; son pouls devient plus appréciable au poignet et ses pupilles restent petites. Bientôt un second, puis un troisième accès de contractions spasmodiques se succèdent en se prolongeant et en se rapprochant de plus en plus; entre le second et le troisième, la face devient jaune; la mort met un terme à cette scène, environ huit minutes après l'injection.

Autopsie vingt-quatre heures après la mort. — Rigidité cadavérique faible; légère ecchymose circulaire autour des cornées; écume à la bouche. L'estomac contient un liquide d'un blanc jaunâtre, homogène, peu épais; le liquide du duodénum est plus épais et plus visqueux, celui du colon est blanc.

Indépendamment de ce liquide, l'estomac et le duodénum présentent une couche épaisse d'un mucus blanc rougeâtre et si adhérent qu'un filet d'eau ne le détache pas; cette adhérence est moindre dans l'iléon et plus faible encore dans le colon.

Arborisations fines et circonscrites en petites plaques à la petite courbure de l'estomac; arborisations plus étendues, mais moins vives que d'ordinaire dans l'intestin grêle; on peut la partager en deux couches: un réseau sous-séreux, à larges mailles, et un réseau muqueux très fin. Etat mamelonné de la moitié droite de la muqueuse gastrique. Emphysème sous-musqueux au niveau de quelques valvules conniventes du duodénum.

Les follicules isolés sont très développés près de la valvule iléo-cœcale; leur nombre diminue quand on remonte vers le pylore; 8 ou 10 plaques de Peyer sont très saillantes. Le colon contenait des gaz; l'intestin grêle n'en renfermait aucun.

Les poumons, engoués à la base et en arrière, surtout d'un côté, sont peu crépitants; divisés en morceaux et jetés dans l'eau, ils surnagent bien. Congestion légère des reins et de quelques points du foie.

Pas de caillots dans le cœur; l'endocarde et les valvules ont une légère teinte rouge; le sang est fluide et poisseux.

L'examen du pli du coude n'a rien fait noter de particulier.

Grave sujet de méditations que l'histoire de cette injection! Pourquoi, dans ce cas, un centigr. ou deux tout au plus ont-ils produit des effets si énergiques, lorsque la même quantité n'en a produit aucun dans plusieurs autres cas? Pourquoi cet effet a-t-il été instantané lorsque dans l'observation n° 32 il n'a eu lieu que 19 heures après l'opération? Serait-ce à cause de la persistance du pouls au moment de l'injection? Y aurait-il eu dans ce cas une idiosyncrasie? Le médicament n'aurait-il pas été pesé exactement ? Devrait-on penser que le tube digestif aurait absorbé quelque partie des trois centigr. introduits dans l'estomac? Mais dans cette dernière hypothèse le fait ne s'expliquerait pas encore ; d'abord, il est impossible de croire que la totalité des trois centigr. ait été absorbée, attendu que les selles nombreuses et les vomissements répétés en ont nécessairement entraîné la plus grande partie au dehors, et que l'absorption n'a pas ordinairement lieu chez les cholériques arrivés à cette période ; ensuite, la petite quantité qui aurait pu être absorbée, jointe à celle que l'on a injectée, ne fait pas une dose assez forte pour produire de pareils effets sur un adulte ; les 4 ou 5 centigr. agissant en entier dans les conditions ordinaires n'auraient même pas suffi.

Voici peut-être une circonstance importante pour l'explication : ayant pensé que l'absence des signes physiologiques dans les injections de strychnine faites dans plusieurs des cas précédents pouvait être sous la dépendance d'une condition chimique, telle qu'une solution imparfaite de la strychnine dans l'eau, ou une trop grande alcalinité du sang, j'avais conseillé à M. Topinard d'ajouter une petite quantité d'acide sulfurique à l'eau dans les opérations qu'il aurait à faire. Est-ce à cette addition qu'il faut rapporter ces effets que nous n'avions pas encore observés? Cela pourrait bien être; mais, pour pouvoir l'affirmer, il faudrait faire une série d'expériences comparatives. Dans ce cas particulier, les injections pratiquées sur des animaux, avec et sans addition d'acide, suffiraient probablement pour résoudre le problème.

[illegible]

TROISIÈME PARTIE.

CHAPITRE PREMIER.

Résultats et effets des injections veineuses pratiquées dans le choléra.

En Angleterre, un assez grand nombre de praticiens ont dû aux injections salines des résultats définitifs très satisfaisants ; la plupart de nos confrères d'outre-mer n'hésitent pas à déclarer que dans leurs mains toutes les autres méthodes de traitement s'étaient montrées complétement inefficaces, dans les cas de choléra très grave, et qu'ils doivent aux injections leurs premiers exemples de guérison ; il n'en est qu'un très petit nombre qui n'ait dû aucun succès aux injections.

En Russie, nous avons vu un cas de succès après une injection de sérum.

En France, les deux seuls cas de guérison que je connaisse sont ceux que j'ai observés à l'hôpital Necker ; dans un cas j'avais injecté du sulfate de quinine ; dans l'autre du sulfate de strychnine.

Mais, il faut bien l'avouer, on a demandé aux injections plus que la nature ne pouvait leur permettre de donner ; reportons les yeux sur les nombreuses observations que je viens de réunir, et nous verrons que presque toutes les injections ont été faites à ce moment suprême où la nature défaille, et où le malade a déjà mis un pied dans la tombe ; qu'on ne demande donc pas pourquoi les succès n'ont pas été plus nombreux. Rarement la médecine a le pouvoir de ranimer les cadavres ; quand un organisme est arrivé au dernier degré de l'épuisement, une médication, si énergique qu'on la suppose, pourra bien y produire quelques signes trompeurs de résurrection, mais on n'en saurait attendre de modification profonde et durable.

Il est impossible d'établir une statistique exacte des résultats des injections ; plusieurs documents sont incomplets, et plusieurs insuccès ne doivent être attribués qu'à l'inexpérience des opérateurs et à l'imperfection de la méthode naissante. Pour comparer, d'ailleurs, cette méthode aux autres, on conviendra qu'il serait de toute justice de la placer dans les mêmes conditions d'observation. Tout ce qu'on peut dire, c'est que les admirables effets que nous avons signalés à chaque pas de leur histoire, joints à cette remarque importante que les succès sont d'autant plus nombreux qu'on les recherche dans des séries de malades moins gravement frappés, donnent presque la certitude que les injections employées à temps fourniraient des résultats bien supérieurs à tous ceux qui ont été obtenus jusqu'ici par quelque méthode de traitement que ce soit.

Voici une autre étude plus utile et que l'état actuel

de la science permet de faire d'une manière assez satisfaisante, quoique encore incomplète ; je veux parler des
effets des injections veineuses ; étudions-les dans les principaux appareils, ou dans les grandes fonctions de l'économie.

1° FONCTIONS CÉRÉBRALES ET SYSTÈME NERVEUX EN GÉNÉRAL.

On sait que l'intelligence est ordinairement bien conservée dans le choléra ; les injections salines ne paraissent
avoir exercé aucune action sur elle ; une injection alcoolique l'a troublée comme dans l'ivresse. Dans les observations de Latta, nous voyons l'anxiété et une agitation
considérable cesser immédiatement après l'injection ;
plusieurs autres médecins signalent le même effet ; dans
la première injection du docteur Gerdwood, nous voyons
bien la malade prise d'abord d'un peu d'agitation, puis
s'endormant pour plusieurs heures ; mais il faut remarquer que ceci se passait quatre heures après l'opération,
et que cette agitation s'observe souvent au commencement d'une bonne réaction, de quelque façon qu'on l'ait
obtenue. Dans un très grand nombre de cas, le malade
s'est endormi pendant l'opération, ou peu après : c'est
ce qui est indiqué clairement dans une observation d'Anderson, dans l'observation N° 15, après une injection
de 14 onces, dans la seizième, dans la dix-neuvième et
dans plusieurs autres.

Après la première transfusion faite par Dieffenbach,
des phénomènes convulsifs accompagnés de cris et de
gémissements se sont manifestés.

Les injections de sérum, d'eau chaude, de sang et d'eau
salée, n'ont produit aucune douleur au lieu de l'opéra-

tion, comme cela s'est vu pendant mon injection de sulfate de quinine ; les injections salines ont très souvent
fait cesser sur le champ les crampes affreuses qui tour-
mentaient les malades ; on en a des exemples dans l'observation N° 8 et dans celle de Conolly, où les crampes,
le malaise et tous les autres symptômes du choléra ces-
sèrent aussitôt après l'injection. Une injection du N° 11
produisit une vive douleur à l'épigastre et de la défaillance ; Craigie attribue ces accidents à l'introduction de
quelques bulles d'air ; Lauric se trouve contredit par
tous les autres observateurs, quand il prétend que cette
douleur à l'épigastre est l'effet ordinaire des injections, et
qu'elles renouvellent les crampes ; Latta affirme, au contraire, qu'en général tout malaise cesse après l'opération.

2° CIRCULATION.

Le pouls a reparu après l'injection d'acide acétique ;
après l'injection d'eau chaude de M. Blain, nous l'avons
vu prendre de la force, et passer de 75 à 90. Dans cette
atterrante observation de Dieffenbach, où l'artère humé-
rale fut trouvée vide, on vit reparaître le pouls à l'axillaire après la transfusion du sang ; il battait 60. Dans
un autre cas, la transfusion n'a pu relever le pouls.

On peut dire des injections salines qu'elles ont presque toujours amélioré l'état du pouls, diminuant le
nombre de ses pulsations et les rendant plus pleines
lorsqu'elles étaient très faibles et très fréquentes, les
augmentant au contraire dans les cas où elles étaient rares. Les observations de Latta font voir le pouls très
petit et à 80 devenir plus lent et plus large ; elles signalent aussi la réapparition des veines du dos de la main,

et ce fait curieux, que le sang retiré des veines après
l'injection a pu reprendre sa rutilance habituelle. Dans
un très grand nombre de cas on signale le retour du
pouls au poignet, même quand il avait cessé de battre
à l'axillaire comme dans l'observation N° 9. Souvent le
pouls avait repris de la force avant que l'opération fût
terminée; on en a un exemple frappant dans une observation de Craigie.

Le docteur Christison a toujours vu le pouls relevé
par les injections salines; il était nul avant l'opération,
et battait 96 après dans l'observation N° 11. Dans une
autre injection faite sur le même sujet, il devint imperceptible, mais pour quelques instants seulement et
pendant une syncope. Dans l'observation N° 12, après
une injection de 6 livres, le pouls, qui n'était pas perceptible, reparaît et bat 110.. Dans l'observation N° 15,
il reparaît aussi et bat 116, après une injection de 14
onces; de 132 faible, il tombe à 116 plus fort dans l'observation de John Durham, se relève aussi dans l'observation N° 19, et enfin dans la 21me observation il reparaît et bat 90 après l'injection de trois livres de solution
saline.

3° RESPIRATION.

Elle est devenue précipitée après la transfusion du
sang, mais les injections salines l'ont au contraire rendue
plus calme, plus naturelle et plus profonde ; on en a la
preuve dans les faits de Latta, de Craigie, de MM. Briquet
et Mignot, et dans l'observation N° 20. De 42, elle est
tombée à 30, immédiatement après une injection de 17
onces faite par le docteur Lauric.

4° TEMPÉRATURE.

Il est certain que la plupart des injections salines ont rétabli la chaleur du corps, souvent même pendant que l'opération durait encore, et souvent aussi cette chaleur s'est fait sentir même aux extrémités; d'autres fois elle est restée limitée au tronc; tout cela résulte des faits de Latta, de l'observation 12 de Craigie, des observations N°s 19 et 21, de celle de Dundée, et enfin de mes deux cas d'injection d'infusion de menthe, additionnée d'alcoolat de mélisse ou de chlorure de sodium. Mais il y a eu aussi quelques phénomènes particuliers dignes d'être notés; ainsi nous avons vu Lewins prétendre que dans tous les cas heureux la température s'est bien élevée, mais qu'il y a eu un sentiment de froid après l'injection; d'une autre part, le docteur Anderson a noté que, dans deux cas funestes, des frissons violents étaient survenus peu de minutes après la première injection; il en fut de même à la dernière poussée qui complétait les mille grammes dans l'observation de MM. Briquet et Mignot. Enfin, le docteur Gerdwood raconte, dans l'observation N° 14, qu'au moment où l'injection fut terminée, il y eut un grand frisson, les traits changèrent, les jambes tremblèrent et les dents s'entrechoquèrent violemment; cependant le malade guérit.

De ces faits il faut conclure, je crois, que la production du frisson est bien un effet propre aux injections salines abondantes, mais il ne faut pas considérer ce phénomène comme un signe prognostique heureux ou malheureux, puisqu'on l'a vu aussi bien suivi de mort que de guérison.

5° SÉCRÉTIONS.

L'analyse des observations permet d'établir ici d'utiles subdivisions.

a. Sécrétion urinaire. Le verre d'urine retiré de la vessie après une injection d'eau chaude, chez le malade de M. Blain, était-il dû à cette injection ? Je n'oserais l'affirmer, mais cela est probable ; on a vu la sécrétion urinaire rétablie subitement dans une observation de Latta après une seconde injection de 20 livres ; même effet s'est produit dans l'observation N° 7. Suivant le docteur Lewins, les effets des injections sur la sécrétion urinaire ont été évidents. Je dois cependant faire remarquer que dans l'observation N° 11 l'urine n'a reparu que plusieurs jours après la cessation des injections salines ; on peut donc croire que dans ce cas particulier l'introduction du liquide n'avait pas eu d'influence immédiate sur le rétablissement de cette sécrétion.

b. Selles et vomissements. Dans une observation de Latta, nous voyons une première injection rendre la diarrhée tellement abondante, qu'elle traversa le lit et coula sur le sol ; une seconde injection de 20 livres d'eau diminua le nombre des selles qui devinrent bilieuses. L'abondance des évacuations alvines une heure après l'injection est indiquée exactement dans les mêmes termes dans l'observation N° 12 ; en même temps, des symptômes ataxo-adynamiques présagent une mort prochaine. Lewins a remarqué que dans beaucoup de cas les évacuations ont continué, et que dans quelques-uns elles ont augmenté. Christison prétend que des vomissements violents suivent souvent les injections ; cependant, je vois qu'il n'y a eu que deux légers vomissements, et que les selles ont été supprimées, après une injection modérée, dans la première observation de Gerdwood; de même dans la quinzième observation, après une injection de 14 onces, la diarrhée a été aussi supprimée, et il n'y a plus eu que quelques vomissements ; mais d'un autre côté, des vomissements bilieux ont eu lieu à la fin d'une injection de 1,000 grammes dans l'observation N° 22.

En résumé, il est difficile de préciser d'après ces assertions contradictoires l'action des injections sur les vomissements ; mais on peut penser que les injections salines très abondantes augmentent les évacuations alvines ; il me semble que cette augmentation des évacuations a été surtout notée dans les cas où l'injection n'avait pas encore rétabli les sécrétions de l'urine et de la sueur.

c. Sueurs. Souvent une douce moiteur a coïncidé avec la réapparition de la chaleur ; Lewins affirme même l'avoir observée dans tous les cas ; elle est mentionnée d'une manière spéciale dans l'observation N° 12. Mais si l'injection peut faire naître une sueur douce et chaude, on ne doit pas trouver extraordinaire qu'elle ait la propriété d'arrêter une sueur froide et visqueuse, comme on en a des exemples dans l'histoire de John Durham, et dans le cas rapporté par le docteur Weatherill.

d. Larmes. L'influence des injections sur la sécrétion des larmes a été des plus curieuses et des plus manifestes; on peut s'en convaincre par la lecture de l'alinéa suivant.

6° APPAREIL DE LA VISION.

Après l'injection de sérum faite par M. Magendie, les

yeux ont recouvré du brillant et versé quelques larmes ; ceci est bien remarquable dans une maladie où la sécrétion de la salive, de l'urine et des larmes est souvent supprimée de la manière la plus complète ; ce fait n'est pas isolé, car nous le voyons encore noté par M. Blain après une injection d'eau chaude faite pendant une réaction comateuse.

Le même observateur a vu des pupilles tellement resserrées qu'elles semblaient ne plus exister, se dilater après l'injection d'eau chaude ; il a vu aussi les taches noires de la sclérotique disparaître, et les paupières recouvrer le mouvement. On a observé quelques contractions de l'iris après la transfusion du sang ; l'action de l'injection sur l'iris est aussi attestée par Lauric, qui prétend que lorsqu'on injecte plus de 30 onces en une seule fois, les pupilles acquièrent soudainement une énorme dilatation. Dundée a remarqué que les yeux perdaient leur aspect vitré vers la fin de l'injection ; et enfin le malade de l'observation n° 8, qui ne pouvait presque plus distinguer les objets, recouvra la vue avant que l'injection fût terminée.

7° VOIX.

La malade à laquelle M. Magendie a injecté du sérum a recouvré la voix ; les injections salines ont produit le même résultat, et souvent la force de la voix a été surprenante ; j'ai observé moi-même ce résultat après une injection de 200 grammes d'eau de menthe salée ; on peut consulter les observations 11, 12, 22, et plusieurs autres.

On conçoit que l'heureuse modification des fonctions importantes que nous venons de passer en revue ait produit un grand nombre d'autres changements de moindre intérêt, ou qui n'en étaient que la conséquence. C'est ainsi que la malade de M. Blain fait des mouvements dans son lit et dit qu'elle se trouve mieux ; que la plupart des malades de Latta éprouvent un grand bien-être, et que quelques-uns même deviennent gais et croient sortir d'un profond sommeil ; c'est ainsi qu'un grand nombre d'observateurs ont vu après l'injection les traits redevenir naturels, les lèvres se couvrir d'une légère teinte rosée et la langue redevenir chaude. Dans beaucoup de cas, la cyanose a disparu peu de minutes après l'injection ; l'observation N° 14 est la seule dans laquelle on signale l'augmentation de la teinte violacée, mais ce ne fut que pour quelques instants.

Latta a signalé la cessation de cette soif dévorante qui oblige les cholériques à boire à chaque instant ; il parle même du retour de l'appétit après d'abondantes injections, dans l'observation N° 7.

Le pouls n'a battu à l'axillaire que pendant cinq minutes, après une transfusion du sang. Les bons effets de l'injection se sont soutenus une demi-heure seulement, après une première injection de deux litres faite par le docteur Weatherill ; une heure, après une injection d'eau chaude ; deux heures, après les deux premières injections dans l'observation N° 12 ; une heure, dans la vingtième observation ; plus de deux heures, dans la vingt-et-uniè-me ; trois heures, dans le fait de Carruthers ; après une injection de 3 livres de solution, une seconde injection produisit une réaction définitive ; MM. Briquet et Goupil les ont vucs se soutenir pendant 6, 9 et 24 heures ; ils se sont maintenus pendant 24 heures, après la dernière injection de l'observation N° 7 ; 48 heures, après une injection de 28 livres faite par Latta, et enfin ils ne se sont pas démentis dans les observations N° 8, 9, 11, 15, 16, 17 et dans un très grand nombre d'autres qui ne portent pas de numéros.

Quant aux injections de la seconde partie de ce travail, plusieurs ont donné lieu à des effets généraux identiques à ceux des injections salines ; d'autres ont présenté des effets spéciaux dus aux médicaments injectés ; ces faits sont trop peu nombreux, et ils ont sans doute frappé trop vivement le lecteur pour qu'il soit utile de les analyser ici.

CHAPITRE II.

Y a-t-il sur le cadavre des modifications organiques facilement saisissables, et que l'on puisse considérer comme un effet propre aux injections ?

J'ai apporté un grand soin à rechercher les autopsies qui ont été faites après les injections ; elles sont en petit nombre ; le surcroît de fatigues que l'épidémie vient imposer aux médecins ne leur laisse guère le loisir de se livrer à ces sortes d'études ; il eût été en outre à désirer que celles que nous possédons fussent plus complètes ; cependant, elles peuvent se prêter à un examen utile. Nous allons les analyser rapidement ; on pourra, pour plus de détails, se reporter aux observations et aux réflexions dont je les ai fait suivre.

a. Axe cérébro-rachidien. Le docteur Craigie a vu, après une injection de 9 à 10 livres, le cerveau, examiné avant l'ouverture des membranes, présenter de la fluctuation au milieu des hémisphères, et il a constaté aussi cette fluctuation sous les enveloppes de la moelle ; il ne sortit pourtant que 2 dragmes de liquide, c'est-à-dire 3 grammes 54 centigr., ce qui ne serait pas une quantité considérable dans les circonstances ordinaires ; mais dans une maladie qui supprime la plupart des sécrétions, on peut en tenir compte. L'auteur ajoute que la surface du cerveau était très injectée, et le sang d'un rouge très vif. Dans l'observation n° 18, on lit : vaisseaux méningiens distendus par du sang noir ; cerveau injecté, mou ; ventricules remplis d'une sérosité limpide ; l'injection avait été portée, dans ce cas, à 110 onces anglaises.

Rien dans ces faits qui ne puisse appartenir au choléra sans injection, car si j'ouvre un de nos auteurs classiques, le livre de M. Valleix par exemple, j'y lis : « Chez plus de la moitié des sujets, on trouve à la surface de la dure-mère une assez grande abondance de sang, qui indique une injection considérable. Rarement on rencontre dans la grande cavité de l'arachnoïde une quantité notable de sérosité; mais, au contraire, il est très rare de ne pas trouver une infiltration sous-arachnoïdienne très considérable, surtout le long des sinus longitudinaux. Presque toujours les ventricules cérébraux contiennent de la sérosité, et la pie-mère est remarquable par l'injection de ses vaisseaux. » Suivant M. Grisolle, la quantité du liquide céphalo-rachidien n'est pas diminuée.

b. Sang, cœur, et gros vaisseaux. Après l'injection de 580 grammes faite par M. Blain pendant la réaction, et sur un phthisique, le tissu du cœur était un peu ramolli; il y avait deux énormes caillots dans le cœur droit, du sang fluide, non poisseux, dans le gauche. Dans toutes les autopsies, dit Latta, j'ai rencontré une grande quantité de fibrine dans les cavités du cœur, surtout du côté droit. L'autopsie de J. Tennant a fait voir un péricarde noirâtre, un cœur livide et contenant des gaz, bien que le tissu en fût ferme, un sang épais et visqueux. Le cœur de la femme Stutter contenait aussi de l'air dans ses cavités et dans son tissu; nous avons ailleurs exposé et discuté ces faits. Dans l'observation N° 17 du docteur Lauric, le cœur est flasque, ne contient pas d'air, mais des caillots dans le ventricule droit. MM. Briquet et Mignot ont remarqué, après une injection de 1,000 grammes, un peu de sérosité rougeâtre dans le péricarde et quelques bulles de gaz dans l'oreillette droite ; le sang des principales veines était fluide. Dans un cas où j'avais injecté 115 grammes de liquide, observation N° 30, le péricarde était poisseux à l'extérieur, et contenait deux cuillerées de sérosité rougeâtre ; les cavités droite et gauche ne renfermaient que des caillots noirs et mous, malgré l'alcoolat de mélisse.

Que conclure de cette récapitulation ? Le sang a été vu tantôt poisseux, tantôt fluide ; le cœur contenait fréquemment des caillots dans ses cavités droites ; on l'a vu ferme, et le plus souvent flasque ; il n'y a donc dans tout cela rien de constant, il n'y a même rien qui soit particulier aux injections, car on peut observer ces différents états du cœur et du sang après un choléra grave sans injection ; la même remarque s'applique au péricarde. Mais il se pourrait que les gaz dont il est question dans les cavités du cœur et dans son tissu fussent un effet propre aux injections salines, car je ne les ai pas remarqués dans le cœur des cholériques ; j'ai aussi noté ces gaz dans les veines d'un sujet auquel j'avais injecté de l'eau de menthe additionnée d'alcoolat de mélisse, et il y en avait encore dans le tissu cellulaire et dans les muscles de J. Tennant. Sur plus de quarante autopsies faites dans les cas où il n'y avait pas eu d'injection, je n'ai trouvé que deux fois des gaz dans les tissus ; c'était dans le duodenum et la partie supérieure du jéjunum ; les deux malades avaient eu de violents vomissements ; il y avait un emphysème sous-muqueux sur les valvules conniventes, et le sujet ne portait aucun signe de putréfaction.

c. **Poumons.** Dans la plupart des cas on les a reconnus sains ; tout au plus parle-t-on de quelques lividités, comme dans l'observation de Tennant, ou d'un peu d'engouement à leur partie supérieure, après une injection de 110 onces dans l'observation n° 18 ; cela peut d'ailleurs se rencontrer après le choléra. Lauric donne leur poids dans l'observation n° 17; il était de 20 onces anglaises, c'est-à-dire 566 grammes environ ; ce poids serait même de beaucoup inférieur à celui d'un poumon d'adulte sain, que Blandin évalue à 3 ou 4 livres, y compris l'air et le sang qu'il renferme. M. Bourguignon est le seul observateur qui ait trouvé les poumons gorgés de liquide ; M. Briquet les a, m'a-t-il dit, toujours trouvés sains ; ils étaient sains aussi après mon injection de 115 grammes dans l'observation N° 30.

d. *Tube digestif.* On a vu l'abdomen tuméfié par des gaz dans les observations de MM. Little et Bennet ; des ecchymoses sur la muqueuse gastrique, et le développement des plaques de Payer, et des follicules de Brunner dans l'observation N° 17, exactement comme s'il n'y avait pas eu d'injection ; le péritoine et la membrane muqueuse intestinale n'étaient pas injectés, et présentaient une couleur particulière d'un blanc jaunâtre, après une injection de 110 onces, dans l'observation N° 18 ; ce fait est remarquable, et répond bien à ce qu'on aurait pu attendre *à priori* des effets des injections ; on sait qu'après la mort des cholériques, M. Magendie faisait disparaître les arborisations de leurs intestins, en poussant une injection d'eau chaude dans leurs vaisseaux mésentériques ; mais cet état de l'intestin et du péritoine n'a été observé qu'une seule fois ; on le rencontre d'ailleurs sur quelques cholériques ; on n'en peut donc rien conclure.

e. Rate. Elle était molle et petite après l'injection de M. Blain ; elle contenait des gaz dans le cas de Tennant et dans celui de la femme Stutter. Elle était petite et très molle dans l'observation N° 18 ; mais dans l'observation N° 17 la rate avait 128 millimètres de longueur sur 63 millimètres de largeur, ce qui est un peu plus considérable qu'on ne l'observe d'ordinaire sur les cholériques, dont la rate est petite, fripée, ferme et privée de boue splénique ; aussi sa mollesse dans les cas cités plus haut peut-elle passer pour extraordinaire, et peut-elle être regardée comme le résultat des injections aqueuses.

f. Foie. N'offre rien qu'on ne retrouve chez les autres cholériques.

g. Reins et vessie. La vessie contenait de l'urine dans l'observation N° 12, après une injection de 9 à 10 livres ; elle en contenait encore un peu dans le cas de J. Tennant, après une injection de 217 onces ; mais elle était vide dans l'observation de M. Blain, et dans l'observation N° 17 le rein gauche de Tennant était converti en une tumeur séreuse et la substance des reins très flasque. Dans l'observation N° 18, on est surpris de voir que les reins ne sont pas hyperhémiés, car ils le sont le plus souvent dans le choléra, même dans la substance tubuleuse. L'état des reins a donc peut-être été modifié par les injections, mais ces faits sont trop peu nombreux pour qu'on puisse l'affirmer.

CHAPITRE III.

Avant d'avoir expérimenté, on pouvait redouter de très graves accidents pendant et après les injections ; beaucoup d'opérations chirurgicales pratiquées sur les veines, justifiaient ces craintes et rendaient même une certaine défiance parfaitement prudente ; mais aujourd'hui les faits ont parlé ; nous pouvons donc laisser de côté les prévisions et les raisonnements, pour prendre conseil des nombreuses observations que je viens de réunir et de quelques expériences curieuses.

Désirant apprécier la portée des craintes que l'on émettait sur les dangers auxquels devait exposer le mélange du sang avec une grande quantité de liquide salin, M. Rayer s'est livré à des recherches sur des animaux, et il en a conclu :

1º Que des injections salines, huit fois plus chargées que celles du docteur Lewins, ont été pratiquées avec une innocuité parfaite, dans les veines crurales, sur des lapins auxquels une première injection avait été déjà faite quinze jours auparavant ;

2º Que l'injection d'une forte solution saline dans les veines jugulaires d'un lapin malade et amaigri par suite d'un double phlegmon des aines n'a donné lieu à aucun accident le jour de l'opération, et que la mort survenue le second jour semble expliquée par l'infiltration du pus dans les régions inguinales et par quinze jours de souffrances antérieures.

La plupart des médecins qui ont pratiqué les injections n'ont noté aucun symptôme fâcheux pendant l'opération ; quelques-uns seulement ont remarqué sur un très petit nombre de malades des douleurs à l'épigastre et des frissons ; ce ne sont pas là des accidents primitifs graves.

Mais les veines ne se sont-elles pas souvent enflammées ? Dépouillons les observations. Dans une transfusion du sang, il est dit que l'ouverture du cadavre ne fit rien reconnaître d'extraordinaire. L'inflammation de la veine irritée par le tube qu'on y introduit a été vue à différents degrés, dans plusieurs cas, par Christison, mais jamais elle n'a eu de suites fâcheuses. Dans l'observation N° 11, Craigie rapporte qu'il y eut quelques symptômes de phlébite au bras droit ; ils cédèrent au traitement ordinaire. Dans l'observation N° 13, le malade présenta de l'œdème aux jambes six jours après l'injection ; mais, dit Gerdwood, cet œdème disparut promptement sous l'influence de l'esprit de nitre dulcifié et de la digitale. L'observation de Conolly se termine ainsi : « Il n'eut besoin d'aucun médicament, à l'exception d'un cataplasme au bras droit pendant trois jours, à cause d'une inflammation légère de la veine que l'on avait injectée. Le malade du N° 17 guérit aussi de sa phlébite.

Il n'en fut pas de même dans l'observation N° 21 ; le malade succomba à une phlébite du bras droit. A l'autopsie on constata que la veine céphalique de ce bras était très vivement enflammée jusqu'à sa jonction avec la sous-clavière, et que la veine du côté opposé était aussi enflammée jusqu'à trois pouces au-dessus de l'ouverture.

Une autopsie faite avec soin par MM. Briquet et Mignot a fait voir dans la veine céphalique, depuis son ouverture au pli du bras, jusqu'à son embouchure dans la veine axillaire, un caillot grêle et mou qui n'avait aucune adhérence avec les parois de la veine, exemptes elles-mêmes de rougeur ; il n'y a rien là qui démontre une phlébite.

Dans un autre cas, MM. Briquet et Goupil ont trouvé les parois d'une veine dans laquelle on avait poussé deux injections ; un peu dépolies et un peu injectées dans l'étendue de 8 centimètres ; ils accusent eux-mêmes une canule de platine trop fortement chauffée, puisqu'elle produisait une sensation pénible sur la main de l'opérateur. Dans les autres autopsies, les mêmes observateurs n'ont vu aucune altération des veines. J'ai trouvé un peu de sang desséché dans les premiers millimètres de la veine qui avait servi à l'injection dans l'observation N° 25 ; tout le reste de cette veine avait l'aspect le plus naturel. La veine m'a paru aussi parfaitement saine dans l'observation N° 26 ; elle ne s'est nullement enflammée chez les deux malades que j'ai vu guérir, et a présenté des parois blanches et lisses dans l'observation N° 30.

Ainsi, sur plus de 90 faits dont il est question dans ce travail, et parmi lesquels on compte près de 30 guérisons, il ne s'est trouvé qu'un seul cas dans lequel la phlébite ait été mortelle. Or, y a-t-il une opération, si innocente qu'elle soit, qui ne puisse donner lieu à une complication mortelle, lorsqu'elle est pratiquée en aussi grand nombre de fois ? Et qu'est-ce d'ailleurs que cet unique cas de mort, en comparaison des milliers de victimes que fait la cruelle maladie contre laquelle les injections sont dirigées?

On le voit donc : l'examen des observations réduit de beaucoup les appréhensions que plusieurs personnes pourraient concevoir au sujet des injections ; et l'on peut espérer que l'expérience, plus avancée de nos jours qu'à l'époque où l'on débuta dans ces essais, mettra plus sûrement encore à l'abri des dangers. Est-ce à dire pour cela que les injections soient des opérations qu'on puisse pratiquer à la légère? Non, sans doute ; toute opération mérite la plus grande attention, et celle-ci plus que beaucoup d'autres doit être environnée de précautions minutieuses ; mais avec ces précautions, dont tout médecin est capable, fût-il même peu exercé dans l'art des opérations, les injections ne présentent vraiment aucune espèce de danger qui puisse faire craindre de les employer dans le traitement du choléra.

CHAPITRE IV.

Latta s'est servi d'un instrument assez simple, la seringue de Read, munie d'un petit tube d'argent placé à l'extrémité d'une canule très flexible en tous sens ; le liquide était contenu dans un vase profond et étroit. Il recommande de ménager beaucoup la veine, de ne pas injecter plus d'une once par la même ouverture et de panser la plaie avec soin, si elle ne se réunit pas par première intention.

Dieffenbach n'a aussi employé qu'une seringue pour faire la transfusion du sang ; il introduisait la canule dans un tuyau de plume fixé dans le vaisseau ; cette manière d'opérer est très défectueuse, et aujourd'hui la transfusion est pratiquée avec beaucoup plus de précision et de sécurité avec l'appareil de M. Charrière ou avec celui de M. Mathieu.

Le *gravitatem* ou gravitateur de Blumdell, à l'aide duquel Adair Lauric a effectué ses injections, est un instrument ingénieux et compliqué ; en voici la description telle qu'elle se trouve dans l'ouvrage de Blasius, que mon excellent ami le docteur Axenfeld a eu l'obligeance de me traduire. (*Voyez* fig. 1.)

L'appareil de Blumdell se compose d'une seringue en cuivre A, d'une capacité de 9 drachmes de sang ; d'un entonnoir D, dans lequel le sang à injecter est tout d'abord reçu ; d'une partie tubulée composée elle-même de deux conduits et du bouchon.

Le conduit *h f g* sert à transmettre le sang de la seringue dans la veine ; il est fait de cuivre flexible et fixé angulairement à une douille *b* (fig. 2 et 3), par son extrémité *g*, à l'aide d'un pas de vis. Cette douille fait partie du bouchon. A son autre extrémité *h*, il est muni d'un petit tube *i* facile à enlever, et qui est destiné à être introduit dans la veine. L'autre tube *k l m* conduit le sang de l'entonnoir dans la seringue ; il est fait de zinc ou d'étain flexible, et son extrémité *k* est également fixée à une douille du bouchon *c* (fig. 2 et 3).

Le bouchon *z*, fig. 1 et fig. 2 et 3, présente deux canaux qui communiquent à angle droit, et dont l'un conduit dans la seringue A, et l'autre dans la douille *b*, ou dans la douille *c*, suivant la position du bouchon.

Le bouchon est-il placé comme dans la fig. 3, le sang coule de l'entonnoir D par le tube *k l m*, et par le canal *c d a* dans la seringue, tandis que *b* reste fermé. Le bouchon vient-il à être tourné d'un quart sur son axe comme dans la fig. 2, alors le sang marche de la seringue A dans la direction du canal *a d b*, et du tube *g f h* dans la veine, et *c* reste fermé. *n* est le piston de la seringue.

Cet appareil repose sur une base sur laquelle on peut le faire tourner.

Tietzel a fait subir quelques modifications à l'appareil de Blumdell ; voici en quoi elles consistent : le canal *k l m* est courbé plus à angle droit ; l'entonnoir D est plus étroit et s'élève au-dessus du niveau de la seringue, afin de pouvoir s'y vider complétement, et afin que le sang ne séjourne pas dans sa cavité et ne s'y coagule pas. La seringue peut contenir 4 onces, et, au lieu d'un piston, elle est munie d'un cylindre en cuivre E, qui entre très exactement dans le cylindre A, de manière à empêcher exactement l'accès de l'air dans ce dernier et à pouvoir cependant s'y mouvoir avec facilité. Suivant que le sang doit s'écouler plus vite ou plus lentement de la seringue dans la veine, on place dans le cylindre E des poids plus ou moins lourds, mais qu'il faut diminuer à mesure que ce cylindre s'abaisse, parce que la résistance de la masse sanguine diminue, et que sans cela la transfusion ne pourrait s'effectuer uniformément.

Pour juger de la quantité du sang contenu dans la seringue, une échelle *d* est gravée sur le cylindre E ; chaque degré indique une drachme. Pour pouvoir élever d'une certaine quantité le cylindre E dans le cylindre A, et pour le fixer, une tige B avec un petit bouton est placée à ce dernier ; le crochet *γ* qui se trouve sur le cylindre E s'y introduit. Une poignée *δ*, placée au sommet du cylindre E, sert à lui imprimer un mouvement de rotation.

Si la circulation, dit Lauric, est tellement languissante que le liquide ne puisse pénétrer par le *gravitatem* seul sans le secours de la seringue, le cas ne laisse pas d'espoir, et il est probable que l'injection forcée serait nuisible.

Les injections d'eau laudanisée, dont Delpech nous a transmis l'histoire, ont été pratiquées à l'aide d'un instrument nommé *phlébitœnème*, ou cloche à injection ; je n'ai pu réussir à trouver la figure de cet appareil ; mais Delpech en donne lui-même une description qui suffit pour en faire comprendre le mécanisme (1).

« Les conditions qu'il remplit et qui répondent parfaitement à son usage sont d'élever une colonne de liquide de 18 pouces de hauteur et de 2 pouces de diamètre dans un tube gradué par pouces cubes ; d'avoir un thermomètre à échelle de glace suspendu au milieu du liquide ; d'avoir un tube horizontal en platine, d'un millimètre de diamètre, pour conserver l'adhérence du liquide ; de présenter entre la colonne verticale et le tube horizontal deux robinets avec une chambre intermédiaire pour pouvoir obtenir l'expulsion de la moindre bulle d'air.

» Cet instrument étant chargé du liquide à injecter, une veine est découverte par l'incision de la peau ; elle est soulevée au dehors par une pince à disséquer ; on y pratique une ouverture à l'aide de ciseaux aigus, puis on y introduit le bout du tube horizontal, et l'on abandonne la veine à elle-même, en ayant soin seulement de tenir le bec du tube horizontal libre au milieu de la cavité de la veine.

» Le seul poids du liquide et le jeu de la circulation font pénétrer l'injection, même assez rapidement. J'ai observé qu'à chaque inspiration il pénètre à peu près un demi-pouce cube ; on est d'ailleurs maître de modérer l'injection, puisque le liquide peut être retenu à tout moment par le robinet. »

MM. Briquet et Goupil ont ainsi décrit leur manière d'opérer (1) : « L'eau dont nous nous sommes servis était très légèrement salée (10 grammes de sel blanc pour

(1) Page 273 *loco cit.*
(2) *Bulletin de thérapeutique* 1854.

500 grammes d'eau) et maintenue au bain-Marie à une
température de 35 à 40 degrés. Le bras étant bandé
comme pour pratiquer une saignée, nous incisons la peau
avec un bistouri, de façon à découvrir la veine sans l'ouvrir ; puis nous introduisons de bas en haut dans la veine,
en ayant soin de ne pas la traverser, un trocart explo-
rateur très fin. En retirant le trocart de la canule, il
s'écoule aussitôt quelques gouttes de sang ; l'opérateur
applique alors le doigt sur l'ouverture de la canule ; un
aide enlève la bande du pli du bras ; un autre charge une
seringue qui doit être au moins de la capacité de 250
grammes, puis l'affleure avec soin pour éviter d'injecter
quelques bulles d'air ; la canule de la seringue est introduite dans celle du trocart ; il s'écoule alors de nouveau
quelques gouttes de sang ; l'aide pousse le piston lentement et également ; puis la seringue est remplie de nouveau, et l'on injecte comme la première fois.

» Ce temps de l'opération est assez délicat ; les veines
sont petites et très friables ; l'opérateur doit donc tenir
la canule du trocart avec grand soin pour éviter que la
pression de la seringue ne perfore la veine ; il faut également que le bras du malade soit maintenu immobile,
le moindre mouvement produisant de même la déchirure
de la veine. La seringue dont nous nous sommes servis
était une seringue à hydrocèle à anneaux, dont la canule
s'appliquait exactement à l'ouverture de la canule de
notre aiguille exploratrice. »

Cette longue et rigide canule ne doit pas être facile à
manœuvrer dans la veine ; il serait aisé de trouver quelque chose de moins embarrassant, et surtout de moins
dangereux,

M. Blain découvre la veine par une incision, puis il y fait une ponction de bas en haut à l'aide d'un petit trocart dont il laisse la canule dans cette veine ; cette canule reçoit ensuite celle de la seringue à injection. Cette manière d'ouvrir la veine est expéditive assurément ; mais dans des mains peu exercées elle ne serait peut-être pas exempte de tout danger.

Pour injecter les solutions médicamenteuses dans les veines, j'ai employé un procédé aussi simple que sûr, et dont je n'ai eu qu'à me louer ; le voici dans tous ses détails :

Après avoir prévenu le malade que je vais lui faire une saignée, pour lui épargner l'inquiétude que lui donnerait l'attente de toute autre opération, je dispose l'appareil qui se compose d'une bande et d'une petite compresse carrée comme pour la saignée, d'un bon bistouri droit, d'une pince à disséquer, d'une sonde cannelée et d'une seringue d'Anel sans sa canule capillaire ; puis je place la bouteille qui contient le médicament dans un bassin plein d'eau à la température de 38° centigrades.

La bande est appliquée au-dessus du coude, et l'avant-bras fléchi ; lorsque la veine médiane céphalique est devenue un peu apparente, on prend le bistouri, et on fait sur le trajet de cette veine une incision transversale d'un centimètre et demi ; cette incision ne comprend que l'épaisseur de la peau ; puis on divise le tissu cellulaire sous-cutané, et, saisissant la gaîne de la veine avec la pince à disséquer, on l'ouvre, et on passe la sonde cannelée derrière la veine.

On dénoue alors la bande, et on verse l'injection dans la seringue en ne laissant que le vide nécessaire pour loger le piston, qu'on introduit aussitôt ; on tourne la canule en haut, et on pousse doucement le piston pour chasser l'air, jusqu'à ce qu'on voie jaillir le liquide ; la seringue ainsi disposée est placée à côté de l'opérateur. Celui-ci tire un peu sur la veine avec la sonde cannelée ; le vaisseau se trouve aplati par cette traction, et on peut faire dans le tronçon qui se trouve compris entre les deux lèvres de la sonde cannelée une petite ouverture transversale, qui devient circulaire ou ovale par la rétraction du tissu divisé ; chacun comprend que cette incision de la paroi antérieure de la veine aplatie est faite avec précaution, couche par couche.

L'opérateur dépose le bistouri, et maintenant toujours la sonde cannelée de la main gauche, il prend la seringue de la droite, passe le pouce dans l'anneau qui termine le piston, s'assure de nouveau qu'il n'y a pas d'air, et, introduisant la canule dans la petite ouverture, il l'y fait pénétrer d'un centimètre en suivant la direction du vaisseau, et pousse très lentement le contenu de la seringue, qu'il retire ensuite. Pendant ces manœuvres, la température du liquide a bien baissé d'un degré, de sorte qu'elle se trouve à 37° centigr. Quand on a un aide, après avoir introduit la canule dans la veine, on peut lui faire poser le doigt sur la plaie pour prévenir la sortie du liquide, mais cela n'est pas indispensable.

S'il n'y a pas lieu de réintroduire la seringue, la sonde cannelée est retirée, l'avant-bras fléchi, et la petite compresse ainsi que la bande sont placées comme dans la saignée. S'il faut réitérer l'introduction du liquide, un aide place le doigt sur l'ouverture du vaisseau pendant que l'opérateur charge de nouveau la seringue.

En opérant de cette façon on peut ne pas perdre *une*

goutte de sang, et cela s'est passé ainsi dans plusieurs des observations que j'ai rapportées ; le lit n'est pas taché, le malade et les assistants n'éprouvent pas cette terreur secrète que donne toujours la vue du sang, et ne se doutent pas qu'on vient d'accomplir une grave opération. Je l'ai faite neuf fois, et puis affirmer que, pratiquée de la sorte, elle ne présente ni dangers, ni difficultés réelles ; le médecin le moins exercé peut l'accomplir en quelques minutes ; M. Topinard, qui l'a aussi pratiquée à l'hôpital Necker d'après ces données, n'a éprouvé aucune espèce d'embarras.

CHAPITRE V.

Le lecteur n'a sans doute pas oublié la remarque de Lizars : *Les lavements sont absorbés rapidement, lorsque l'injection veineuse a produit d'heureux effets.* Si elle est exacte, il est évident que dans les cas de choléra grave il faudra pratiquer des injections salines pour rétablir l'absorption perdue.

Mais si de nouvelles expériences faites dans le but de contrôler cette assertion de Lizars ne la confirment pas, quelle autre ressource nous reste-t-il que celle que je propose, c'est-à-dire l'introduction directe des médicaments dans le système vasculaire ? J'ai démontré dans ce travail que les médicaments portés de la sorte au sein de nos organes produisent les signes physiologiques de leur action, dans des circonstances où l'on ne pouvait obtenir ces mêmes signes, en présentant les médicaments aux différentes surfaces d'absorption ; on est donc sûr que les médicaments injectés ne resteront pas inertes.

Quelle est, demande-t-on, l'action qui doit neutraliser, ou faire cesser d'une manière quelconque, les influences délétères de ce poison qu'on appelle choléra ? En d'autres termes, quelle est la substance qu'il faut injecter ? On a vu une malade à laquelle j'avais injecté du sulfate de quinine guérir ; on en a vu une autre guérir aussi après une injection de sulfate de strychnine. Est-ce à dire que ces substances aient une action curative réelle dans le choléra ? Evidemment, on ne peut se prononcer d'après deux faits seulement. C'est à de nombreuses et nouvelles expériences qu'il appartient de porter la lumière sur ce difficile problème dont la solution intéresse au plus haut point l'humanité.

La science, il est vrai, n'offre pas sur ce point de guide bien assuré ; elle tend bien la main à l'expérimentateur pour le soutenir dans ses premiers pas, mais bientôt elle l'abandonne à ses seules inspirations. On sait, en effet, qu'il est certaines substances qui ont la propriété de coaguler l'albumine du sang, et à ce titre on devra se défier des acides, de l'alcool, du tannin, de la créosote, du sublimé et de quelques autres ; on sait aussi d'une autre part que les substances salines, surtout le nitrate de potasse et le sulfate de soude, ont la propriété de retarder ou d'empêcher la coagulation du sang, en dissolvant la fibrine, même quand elle est déjà coagulée ; mais on ignore comment la plupart des médicaments que nous administrons par l'estomac se comporteraient s'ils étaient injectés dans les veines. C'est donc une source nouvelle de recherches aussi curieuses qu'utiles, ouverte aux laborieux amis de la science.

Dans ces derniers temps il a été bruit dans la presse médicale d'expériences qui pourraient nous venir merveilleusement en aide. A deux reprises, la *Gazette hebdomadaire de médecine et de chirurgie* a rendu compte des tentatives d'un médecin anglais sur la possibilité de transmettre à volonté le choléra à des animaux ; au moment même où j'écris ces lignes, la *Gazette des hôpitaux* (1) fait aussi allusion à ces sortes d'essais. « Si l'on

(1) 6 janvier 1855.

mélange, dit le docteur Thiersch, les évacuations cholériques récentes à la nourriture des souris, elles n'en éprouvent rien de particulier ; mais si ces matières ont de trois à sept jours d'ancienneté, elles commencent à fermenter , et les souris qui en ont mangé tombent malades, sont prises de diarrhée et meurent entre 36 et 48 heures après. » Si ces faits se confirment, en déterminant le choléra chez les animaux dont l'organisation se rapproche le plus de celle de l'homme, il deviendra facile de se livrer sur eux à un grand nombre d'expériences, dans le but d'apprécier la valeur des médicaments injectés dans les veines pour combattre le choléra.

Quelques praticiens s'écrieront peut-être: mais enfin, si l'on ne peut nous dire au juste quelle est la substance qu'il faut introduire dans les veines des cholériques, n'est-il pas de la plus grande imprudence de s'aventurer dans une voie dont nous ne connaissons pas les issues? Cet argument est spécieux ; mais, au fond, l'admettre serait s'enfermer dans un cercle très vicieux, car cela revient à dire, qu'avant de faire une expérience il faudrait au préalable en connaître les résultats, ou encore qu'avant de se mettre à la poursuite d'un but il faudrait l'avoir atteint. Voici, d'ailleurs, ce qu'on pourrait aussi répondre : quand vous avez successivement administré aux cholériques tous les médicaments que contiennent les pharmacies, saviez-vous à l'avance d'une manière certaine quels résultats vous en obtiendriez? Évidemment non ; et cependant vous ne vous êtes pas accusé d'imprudence pour avoir agi ainsi. Eh bien , il n'y a rien autre chose à faire par la veine que ce que tout le monde a fait sans scrupule dans l'estomac et le gros intestin. Une condition pourtant diffère dans l'un et l'autre cas, c'est que les médicaments administrés par les voies ordinaires dans le choléra algide n'ont eu et ne pouvaient avoir aucune espèce d'action, au lieu qu'ils en ont une assurée par la voie que je propose.

Être convaincu de l'inutilité des médicaments donnés par l'estomac, et, de peur de se compromettre, abandonner le malade aux ressources de la nature dans une maladie où elles nous font absolument défaut, cela ne saurait être d'un médecin. Oh ! si nous étions encore à ces lugubres journées de 1832, où le choléra foudroyait en quelques heures plusieurs milliers de Parisiens, et où le peuple, effrayé de l'étrangeté de ce fléau inconnu, et sans doute égaré par la douleur, paraissait disposé à tourner la fureur de son désespoir contre les hommes généreux qui poussaient pour lui le dévouement jusqu'à ses dernières limites, oh! alors, on pourrait alléguer sérieusement la crainte de se compromettre; mais le peuple commence à comprendre aujourd'hui qu'il a, dans les médecins des hôpitaux, de véritables amis, et plusieurs épidémies ont atténué la vivacité de ses premières impressions. Aussi peut-on se croire à l'abri de ces féroces et stupides menaces dont faillit être victime un vénérable et savant médecin de l'hôpital Necker, M. Bricheteau, qui nous les racontait il y a quelque temps avec cette fine bonhomie qu'on lui connaît.

Alléguera-t-on enfin que les injections sont des opérations dangereuses? Jetez un coup d'œil sur les faits; il n'y a eu qu'une seule phlébite mortelle; placez le choléra en regard.

Entrons donc dans cette voie nouvelle, en y apportant toutefois la prudence et la discrétion que commande tonte expérimentation ; mais, par prudence, n'allons pas entendre qu'il faille voir le malade aux dernières luttes de l'agonie, pour lui appliquer cette ressource de la thérapeutique ; cela serait vraiment dérisoire. Aussitôt que la maladie devient grave, qu'elle atteint, par exemple, ce degré qui est caractérisé par la cyanose, la faiblesse du pouls, un léger refroidissement des extrémités, des vomissements aqueux et d'abondantes selles blanchâtres, il n'y a plus à hésiter ; l'absorption commence à se perdre, il faut y suppléer par l'injection. Si j'étais frappé moi-même, je ne sais même pas si j'attendrais le complet développement de ces symptômes, tant je suis convaincu par l'expérience du peu d'effet des médications ordinaires ; tant je suis convaincu des heureux résultats immédiats des injections ; je choisirais un médicament propre à combattre les symptômes prédominants, une solution d'un sel de morphine, par exemple ; *in periculo meliùs est remedium anceps quàm nullum ;* l'avenir, espérons-le, nous dira à quel médicament il faudra définitivement s'arrêter.

FIN.

TABLE.

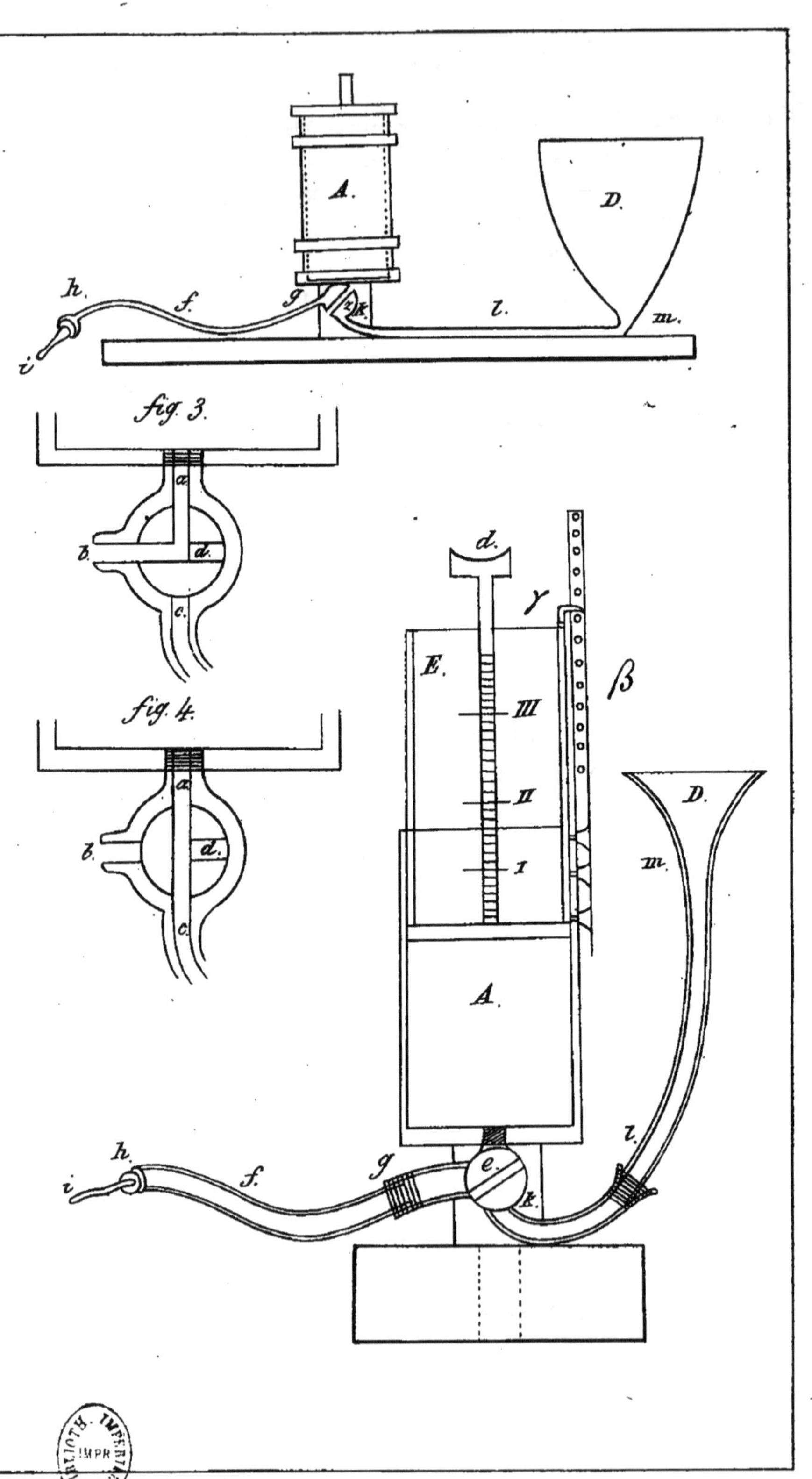

A.
D.
h.
f.
g.
k.
l.
m.
i.
fig. 3.
a.
b.
d.
c.
fig. 4.
a.
b.
d.
c.
d.
γ
E.
III
II
I
β
A.
D.
m.
h.
i.
f.
g.
e.
k.
l.

9 782329 788340